皮肤病中医特色适宜技术操作规范丛书

U0297575

皮肤病
放血疗法

主　审｜段逸群

总主编｜杨志波　李领娥
　　　　刘　巧　刘红霞

主　编｜周冬梅　李伯华

中国健康传媒集团
中国医药科技出版社

内 容 提 要

本书是专门介绍放血疗法治疗皮肤病的专著。内容包括基础篇、技法篇、临床篇三部分。基础篇主要介绍放血疗法的发展史；技法篇介绍放血工具及操作技法等；临床篇则分述二十二种皮肤疾病的具体放血治疗。本书语言表达生动具体、清晰明了，图文并茂。适合广大中医临床工作者和中医爱好者参考阅读。

图书在版编目（CIP）数据

皮肤病放血疗法 / 周冬梅，李伯华主编 . — 北京：中国医药科技出版社，2018.10

（皮肤病中医特色适宜技术操作规范丛书）

ISBN 978-7-5214-0485-2

Ⅰ . ①皮… Ⅱ . ①周… ②李… Ⅲ . ①皮肤病—放血疗法（中医）—技术操作规程 Ⅳ . ① R245.31-65

中国版本图书馆 CIP 数据核字 (2018) 第 223198 号

美术编辑 陈君杞
版式设计 锋尚设计

出版 中国健康传媒集团│中国医药科技出版社
地址 北京市海淀区文慧园北路甲 22 号
邮编 100082
电话 发行：010-62227427 邮购：010-62236938
网址 www.cmstp.com
规格 880×1230mm $^{1}/_{32}$
印张 4$^{7}/_{8}$
字数 109 千字
版次 2018 年 10 月第 1 版
印次 2024 年 6 月第 3 次印刷
印刷 河北环京美印刷有限公司
经销 全国各地新华书店
书号 ISBN 978-7-5214-0485-2
定价 29.00 元

中医药是一个伟大的宝库，中医特色疗法是其瑰宝之一，几千年来，为广大劳动人民的身体健康做出了巨大的贡献。皮肤病常见、多发，然而许多发病原因不清，机制不明；对于皮肤病的治疗，西医诸多方法，疗效不显，不良反应不少，费用不菲。中医特色疗法具有简、便、廉、效等特点，受到了皮肤科医生和广大患者的欢迎。为了进一步开展中医特色疗法在皮肤病方面的运用，中华中医药学会皮肤科分会在总会领导的关心和帮助下，在中国医药科技出版社的大力支持下，精心组织全国中医皮肤科知名专家、教授编写了本套《皮肤病中医特色适宜技术操作规范丛书》，其目的就是规范皮肤病中医特色疗法，提高临床疗效，推动中医皮肤病诊疗技术的发展，造福于皮肤病患者。

本套丛书按皮肤科临床上常用的17种特色疗法分

为17个分册，每分册包括基础篇、技法篇、临床篇，文字编写力求简明、扼要、实用，配以图片，图文并茂，通俗易懂。各分册附有视频，以二维码形式承载，阐述其技术要领、操作步骤、适应证、禁忌证及注意事项，扫码观看，一目了然，更易于掌握。本丛书适合临床中医、中西医结合皮肤科医生及基层医务工作者参考使用。

本套丛书的编写难免有疏漏不足之处，欢迎各位同道提出宝贵意见，以便再版完善。

杨志波

2018年8月2日于长沙

北京中医医院皮肤科领导一贯重视祖国医学的发展与传承。继申报拔膏疗法为非物质文化遗产后又将蛋黄油推广应用。未经几时，领导又组织皮肤科的诸多医生积极整理放血疗法，将这一具有中医特色且疗效显著的疗法编辑成书，并即将出版问世。

放血疗法历史悠久，其起源可追溯到史前文化时期，其形成与发展经历了漫长的过程。出于长久的实践疗效颇为显著，从而也记载在中医最早的经典理论《黄帝内经》一书中，当前这一放血疗法已属中医针灸学的组成部分。

写到此处一件往事涌上心头，那还是二十世纪五十年代初期，我有机会参加针灸学会的学术交流，当时针灸界群贤毕至，如牛泽华、高凤桐、王乐亭、胡荫培等名医大家大谈放血疗法，其效果涉及多学科病种，记忆中有感冒、咳喘、痛经、牙、蛇串疮及牛皮癣等，至今场景还记忆犹新，让我对放血疗法的效果留下深刻印象。

　　本书编写全面，既有历史根源、理论根据、机理，更重点突出操作规程，如针具、手法、取穴等等，以及施术的注意事项、术后的调理及如何处理副作用均为详实的文字整理，更以大量的皮肤科多种疾病的临床治疗加以说明其显著效果，并配以视频可以直观其正确操作掌握这一疗法。

　　此书的出版将惠及部分医务工作者参考，以正确掌握这一规范的操作收到更好疗效。同时也普及广大读者认识中医药学是一个伟大宝库，推广和应用。此书今日即将出版，领导命我写序，我欣然同意。愿以此序感谢皮肤科领导和从事编著此书的同道们所付出的辛勤努力，完成这一历史时代赋予我们的神圣任务。

2018 年 9 月 12 日

　　放血疗法历史悠久，它起源于先民的劳动和生产实践，偶然的局部损伤出血，使原有的一些疾病和症状得到了缓解甚至治愈。此后，经过不断的实践、总结、提高和传承，逐渐成熟。中医学的放血疗法并不是玄妙的巫术，也不是自残和心理安慰。它是具有一套完整的理论基础、严格的操作技法和明确的临床适应证的治疗方法。

　　放血疗法操作简便、起效迅速、疗效显著，广泛应用于内、外、妇、儿等各科。对于一些疑难病症，尤其是急重症有着显著的疗效，往往效如桴鼓。

　　多年来，北京中医医院皮肤科一直非常重视针灸、放血等传统中医疗法的应用。成立了皮肤科针灸治疗小组，设立专门的治疗室，每天开展放血等治疗，对于带状疱疹、银屑病、湿疹、痤疮等疾病取得了很好的疗效。

　　本书是专门介绍放血疗法治疗皮肤病的专著，是《皮肤病中医特色适宜技术操作规范丛书》之一，内容包括基础篇、技法篇、临床篇三部分。基础篇主要介绍放血疗法的发展史；技法篇介绍放血工具及操作技法等；临床篇则分述22种皮肤疾病的具体放血治疗。全书力求对操作手法进行细致地描述，并配以视频，使大家一目了然。

本书是我们针灸小组集体创作而成，感谢大家的辛勤工作。同时感谢中华中医药学会皮肤科分会给我们这个机会系统地整理、总结放血疗法的相关知识。本书引用了《皮肤病脐疗法》中的部分图片，在此感谢李铁男团队的支持与帮助。希望我们的工作，对广大的同道在日后的临床工作中能够起到一定的帮助。由于学识有限，书中不免有错漏之处，还望各位同道给予指正。

谢谢。

周冬梅　李伯华

2018年8月于北京

目录

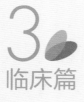

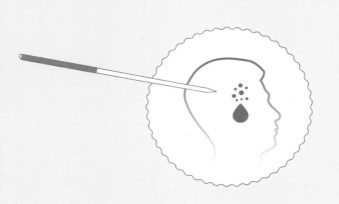

1

基础篇

第一节　放血疗法

一、放血疗法概述

放血疗法，又称刺络放血，是中医临床常用的治疗方式。是一种采用三棱针或其他针具刺破皮肤，放出适量血液以治疗疾病的方法。放血疗法的适应证十分广泛，可用于多种实证、热症、瘀血、疼痛等，是中医学在长期发展实践中形成的特色治疗手段之一。

二、历史沿革

（一）石器时代——起源

放血疗法的起源最早可追溯到石器时代。当时的生存条件十分恶劣，食物来源主要依靠打猎和采集野果，人类缺乏应对疾病必要的手段，在生产生活当中也缺乏必要的劳动保护措施，生活中时常会因为与野兽搏斗或外出采集食物而受伤，流血不可避免。在艰苦环境中生存的古人渐渐发现，有时受伤流血后，身体原有的其他不适减轻或消失了。随着知识和经验的代代相传，这些"偶然"的发现被反复试验，最后形成了通过人工有意刺破皮肤，放出血液而治疗一些疾病，缓解一些症状的方法。为了力求操作简便，减轻痛苦，人们开始有意将石头打磨成一端扁平带刃的形状，后来逐渐发展成"砭石"。《说文解字》中记载："砭，以石刺病也。"指出"砭"是用石头刺向病灶部位的手段。《刘涓子鬼遗方》："毒发于背者……急破出青血三五升，方有黄脓白汁相和发泄"。因此我们有理由推测最初的砭石是用来刺破皮肤，排出脓液和血液的工具，应用砭石是放血疗法的最初形式。

说明放血疗法在当时疗效确切，是常用的治疗手段，这为放血疗法今后的发展奠定了坚实基础。

（二）春秋战国——奠基

随着生产力的发展，青铜、铁、钢先后出现，金属制的器具开始取代石质器具出现在放血疗法的应用中。《灵枢·九针十二原》中记载了当时常用的镵针、员针、锟针、锋针、铍针、员利针、毫针、长针和大针九种常用的金属针具。其中，"锋针"是"刃三隅，以发痼疾"，是砭石最初形态的演变，仍用以刺破皮肤，排出血液或其他液体。《灵枢·官针》将放血疗法称为"赞刺"，即"赞刺者，直入直出，数发针而浅之出血，是谓治痈肿也"。其治法已与当代有相似的操作。同时，随着《黄帝内经》的问世，中医理论开始由分散走向系统，放血疗法也开始从石器时代的"巧合"治病发展为有理论指导的系统治疗方法。其中对于放血疗法的治法治则、适应证和操作手法都有详细论述。如《素问·血气形态》篇中记载："凡治病必先去其血"——奠定了放血在治法中的重要位置。《灵枢·血络论》："盛坚横以赤……小者如针……大者如筋"——明确了放血疗法的适应证，"泻血"与否取决于瘀血的严重程度。周章龄、刘丽平统计了《素问》《灵枢经》中的162篇文章，发现《素问》中包含涉及放血疗法的文章20篇，《灵枢经》中包含涉及放血疗法的文章26篇，说明放血疗法在中医治法中的重要地位，《黄帝内经》对放血疗法的全面论述标志着其理论体系的建成。

（三）隋唐时期——发展

隋唐时期，在《黄帝内经》建立的理论基础指引下，后世医家不断探索，对放血疗法有了进一步发展。如葛洪在《肘后备急方》中记载"针角"治病之法，以及"丹毒，须针镵去血"的治疗之法。《小品方》："若有聚血在折上，以刀破之"，记载了外伤后瘀血的放血治疗方法。药王孙思邈在《备急千金要方》中记载了放血疗法的多种适应证，如治疗疔肿时"皆刺中心至痛，又刺四边十余下，令出血"，以及治疗喉痹时"喉痹，刺手小指爪纹中，出三大豆许血，逐左右刺"的方法。王焘《外台秘要》记载了治疗虫伤，"先以针刺螫处出血，然后角之"等方法。

此时放血疗法不仅应用于民间，而且也得到了官方的认可，如《旧唐书·高宗纪下第五》记载了侍医秦鸣鹤针刺百会出血治愈唐高宗李治的风眩、目不能视症。以及随安康公李袭誉用三棱针刺络放血，治愈了深州刺史成君绰颈肿、喉中闭塞、水米不下已三日之症。可见放血疗法在当时得到了相当程度的发展，成为了主流治疗方法之一。

（四）宋金元时期——创新

宋金元时期是中医理论与实践迅猛发展的时期，在此期间，百家争鸣，百花齐放，出现了著名的"金元四大家"，他们对放血疗法皆有不同建树。

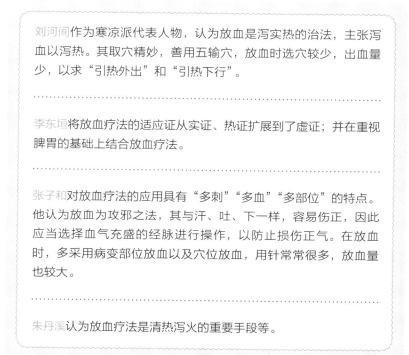

刘河间作为寒凉派代表人物，认为放血是泻实热的治法，主张泻血以泻热。其取穴精妙，善用五输穴，放血时选穴较少，出血量少，以求"引热外出"和"引热下行"。

李东垣将放血疗法的适应证从实证、热证扩展到了虚证；并在重视脾胃的基础上结合放血疗法。

张子和对放血疗法的应用具有"多刺""多血""多部位"的特点。他认为放血为攻邪之法，其与汗、吐、下一样，容易伤正，因此应当选择血气充盛的经脉进行操作，以防止损伤正气。在放血时，多采用病变部位放血以及穴位放血，用针常常很多，放血量也较大。

朱丹溪认为放血疗法是清热泻火的重要手段等。

除此之外，金元时期还有许多医家对放血疗法有所论述，临床上的广泛应用使得金元时期成为了放血疗法创新推广的重要阶段。

（五）明清时期——完善

明清时期是中医理论与实践成为完整体系的时代，各个医家在前人创新的理论上不断延伸，更是将放血疗法大量运用在明末清初的疫病治疗上，取得了良好的效果。在治疗疮疡、丹瘤、危急重症方面，放血疗法同样收效甚佳。

杨继洲在《针灸大成》中，在《黄帝内经》的基础上阐释了放血疗法在急救中的作用，称之为"起死回生妙诀。"

郭志邃在《痧胀玉衡·放痧辨》中记载"子于痧也，有先用药而放刮者，有先放刮而用药者。非放与刮，治更无别法钦。"提出用放血疗法治疗痧症。

劳守慎在《恶核良方释疑》中论述"血管积瘀"是"结核"的病因，治疗结核可用"针法以去瘀血"。

在对抗疫疠方面，吴宣崇在《鼠疫汇编》中指出"若疫盛行时，忽手足抽搐，不省人事，面目周身皆赤，此鼠疫之急症……急用大针刺两手足拗处，约半分深，捻出毒血，其人必醒。"论述了放血疗法在鼠疫急救中的应用。郑奋扬在岭南地区多用放血疗法治疗危急重症，《热霍乱辑要》提及了当患者霍乱高热神昏时，可于舌下刺络放血，醒神开窍。李学川《针灸逢源》："瘟疫六七日不解，以致热入血室，发黄身如烟熏。目如金色，口燥而热结，砭刺曲池出恶血，刺曲泽出血"。

同时代的妇科著名医家傅青主、温病大家叶天士等均在著作中借由各个角度完善了放血疗法的理论与实践。

（六）近现代时期

随着中医学的不断发展，以及现代医学的影响，放血疗法的理论和实践也在不断完善，适应的病种和辨证分型日趋明确，并且出现了一些以放血疗法见长的医家，如国医大师贺普仁，起"强通"理论是对放血疗法的一次全国面的总结和提升。另外，近现代医家在放血疗法治疗皮肤病方面也总结了很多宝贵经验，如金针王乐亭"龙眼、龙头、龙尾"放血治疗带状疱疹；赵炳南引血疗法治疗锁口疮；国医大师禤国维划痕疗法治疗神经性皮炎、慢性湿疹等；边天羽委中放血治疗臀部多发疖肿等。

总之，放血疗法有着悠久的历史，是中医外治疗法中的重要组成部分之一，古往今来被广泛地应用于中医学临床，临床疗效显著，在皮肤科领域中也发挥着巨大作用。掌握和传承放血疗法是十分必要的。

第二节　放血疗法机理

一、中医机理

（一）舒经活络

人体生理功能的正常运转依赖经络循行的顺畅以及气血运行自如，若经络不通，则气血不行，四肢百骸失于濡养，百病乃生。正如《千金翼方》："诸病皆因气血壅滞，不得宣通。"指出气血壅滞是各种疾病的共同病因。《灵枢·口问》篇："夫百病之始生也，皆生于风雨寒暑，阴阳喜怒，饮食居处，大惊卒恐。则血气分离，阴阳破败，经络厥绝，脉道不通。"指出无论何种病因，最终都会导致脉道不通。因此在治疗疾病方面应该从舒经活络入手。在疾病的发生发展过程中，瘀血如同阻碍经络循行和气血运行的"河堤"，普通针刺治疗和药物治疗犹如扬汤止沸，面对血瘀显得些许无力，而放血治疗恰似釜底抽薪，破血逐瘀，泻血力量强，可以疏通经络，使经络通畅，气血流利。《灵枢·阴阳二十五人》记载："脉结血不和，决之乃行。"即因脉络郁结，血行不畅，致瘀血停滞而产生各种病证，用泻血的方法疏通脉络，使血运正常。放血疗法能直接作用于经络本身，其活血作用较强，通过刺络放血将针感由经络传导到经络所过之脏腑，达到平衡阴阳，祛瘀陈莝，出恶血，辟浊气的功效。

（二）活血化瘀

> 放血疗法最直接的作用便是活血化瘀

> ❯《内经》中："夫气盛血聚者，宜石而泻之""豹文刺者，……中脉为故，以取经络之血者。"
>
> ❯《针灸大成》："人之气血凝滞不通，可用刺血法以祛除其凝滞，活血化瘀。"

瘀血是因为种种原因血行不畅，滞留于经络或溢于脉外，积滞于组织间的病理产物，放血疗法通过将血液放出，直接排除局部瘀血，宣通瘀滞，活血化瘀。即是"苑陈则除之，去血脉也"。《薛己医案》记载："患者闪伤，瘀血肿痛……遂砭去瘀血。"指出外伤导致的局部瘀血肿痛，可以用放血疗法将局部瘀血放出进行治疗。《素问·刺论》中记载："产人有所堕坠，恶血留内，……刺足附上动脉，足内踝之下然骨之前血脉出血。"当时除了刺破静脉放血，《内经》中多次提及刺破动脉放血。在治疗外科疾病中，如血瘀之痈疽疔疮、癥瘕积聚，放血疗法曾是主流治法。"其病为疮疡，其治以砭石。"确立了治疗大法，即以放血为基本疗法。《内经》中对放血有诸多论述，"夫痛之气息者，宜以针开除之"，"已成脓血者，其唯砭石铍锋之所取也"等。在后世应用中也传承了《内经》的思想，并在此基础上不断发展，因痈疽本为火毒化腐成脓，放血活血泻血，热随血出。《医宗金鉴》："痈疽原是火毒生，经络阻隔气血凝，时毒瘀血壅盛证，砭石治法最宜行。"

（三）醒脑开窍

《灵枢·九针十二原》说："凡用针者，虚则实之，满则泄之，宛陈则除之，邪盛则虚之。"在治疗中风病猝然昏扑时，可用刺络放血醒脑开窍。《针灸大成》："凡初中风跌倒，卒暴昏沉，痰涎壅滞，不省人事，牙关紧闭，药水不下，急以三棱针，刺手十指十二井穴，当去恶血。又治一切暴死恶候，不省人事及绞肠痧，乃起死回生妙诀。"昏厥多由气机逆乱，经络闭塞，大多数昏厥、急证因气血逆乱、经络闭塞，而放血能够活血通经，引邪外出，醒脑开窍。

《灵枢·癫狂》："脉癫疾者，暴仆……刺之出血。""狂而新发，先取曲泉左右动脉，及盛者见血，有倾，已。"

（四）泻火解毒

热毒为火邪壅盛所致，解毒则需泻热以釜底抽薪，放血为泻热之法，热去毒消。对于虫蛇咬伤，局部放血又可使毒素随血而外流排出，故放血可清热解毒。《灵枢·刺节真邪》："大热遍身，狂而妄见妄闻妄言，视足阳明及大络取之。""邪热之毒，出血则愈"。

（五）和血养血

放血疗法因为"泻血"而被认为是泻法，然而《灵枢·癫狂》："少气，身漯漯也，言吸吸也，骨酸体重，懈惰不能动，补足少阴。短气，息短不属，动作气索；补足少阴，去血络也。""心病者，虚则胸腹大，胁下与腰相引而痛，取其经，少阴太阳，舌下血者。其变病，刺郄中血者。"则指出放血可以治疗虚证，体现了放血的和血养血功效。通过放血还可以调和阴阳。李东垣《脾胃论》："阴病在阳，当从阳引阴，必须先去络脉经隧之血。若阴中火旺，上腾于天，致六阳反不衰而上充者，先去五脏之血络，引而下行，天气降下，则下寒之病自去矣。"指出放血在调节阴阳中的作用。

二、现代研究

放血疗法在临床的效果明显，近年来对其机理研究也逐步开展，研究者们从基础、临床多个方面入手，发现放血疗法对于血液指标的改善、免疫功能的调节、内分泌的平衡等方面均有一定程度的作用。

（一）改善血液指标

刺络放血疗法可改善微循环，减轻红细胞聚集现象，增加血氧含量，并减少血管渗出。有试验表明，刺络放血能够启动和激发腧穴局部的凝血和抗凝系统，从而改善脑梗死患者的血液高凝状态和抗凝血功能减弱状态，可使血黏度即刻下降，对改善微循环瘀滞、增强局部血供有显著作用。

牛乾等对29例高黏血症导致的关节痛患者进行刺络拔罐，发现操作结束后患者的全血黏度、全血还原黏度、红细胞压积、红细胞聚集指数等指标较治疗前有显著下降。

（二）调节免疫功能

武桂英等对家兔超量放血并观察LTT、DNCB皮肤试验、PHA

皮肤试验、抗疲劳试验、抗缺氧试验，结果证实，放血具有类似应用免疫增强剂的作用，可以激发免疫应答能力、提高细胞免疫水平、增强抗应激和抗疲劳能力。

第三节　放血疗法皮肤科临床应用

放血疗法的适应证随着年代变迁不断拓展，从《黄帝内经》中的十余种到《中医刺络放血疗法》中记载的上百种。在治疗皮肤病方面，有如下报道。

神经性皮炎

王天德采用耳郭后上部静脉放血治疗31例患者中，痊愈27例，基本痊愈3例，无效1例，认为放血疗法疗效明显，且不易复发。

荨麻疹

刘桂彩，纪瑞玲采用后溪放血配合针刺治疗荨麻疹20例，痊愈18例，显效2例，痊愈者随访均未见发作。

银屑病

刘金竹等以三棱针点刺大椎、曲池穴放血治疗36例银屑病患者，总有效率（97.2%）明显高于以牛皮癣方口服治疗的对照组（72.2%）。

痤疮

任宝琴等点刺大椎、夹脊及背俞穴配合分型配穴治疗痤疮30例，包括肺热肠燥型、脾胃湿热型、肝郁化火型，总有效率100%。

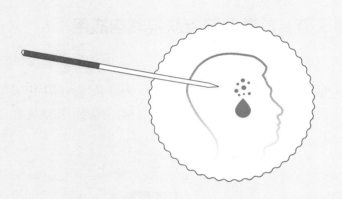

2

技法篇

第一节 工具

放血疗法所使用的工具随着时代的发展和生产力水平的提高，也是一个不断发展的过程。砭石、三棱针（锋针）、刀片、采血针、注射器、真空采血器等工具先后作为放血的工具被广泛应用。

一、砭石

砭石是人类使用最早的放血工具。这是由于当时生产力水平低下，锋利的、坚硬的生产工具多是由石、骨等材料制成，如石刀、石簇、骨针等。人类的先民以之狩猎、切割食物等等，同时逐渐应用于治疗疾病。砭石者，以石治病也，用现在的话可以理解为"可以治病的石头"。《说文解字》记载："砭，以石刺病也"。砭石的形状有多种，包括刀形、剑形、针形等。如1965年湖南华容县长岗庙新石器时代遗址中，出土三件磨制精细的类似的锛状石器。

锛状石器	Ⅰ式为长方形，长6厘米，一侧上方有半圆缺口；
	Ⅱ式为近方形，长4.8厘米；
	Ⅲ式为正方形，长3.2厘米。

三件都是单面斜刃，刃口锐利，作为砭石用，可以容易地切开皮肉。也有以刀形出现的，如1966年湖南长沙接驾岭西南石器时代遗址出土的石刀，长约6厘米、宽约2.3厘米，其中有一圆孔。还有以剑、镞等多种形式出现的砭石。而以砭石治疗的技术称为"砭术"，其主要的适应证是外科病。

砭石作为放血疗法的主要工具，在历史上持续了相当长的时间。随着生产力的发展，铜铁的出现，放血工具也有了一大飞跃。战国至两汉时期，出现的青铜砭针就是仿效砭石制成的。《黄帝内经》记载的"九针"，就有"锋针""镵针""铍针"等用来刺络放血。在历史上，针石混用了一个相当长的时期。《帛书》中记载用角和砭刺血，《内经》时期则针、砭混用，以浅刺为主。大约至汉代或其以后，砭石才逐渐少用，而多用金属针具放血。除此之外在古代，陶片、竹片和骨针等工具也用来代替砭石用做放血工具。

二、三棱针

随着时代及生产力水平的发展，金属制工具逐渐取代石质器具进行放血治疗。《灵枢·九针十二原》中记载了当时常用的镵针、员针、鍉针、锋针、铍针、员利针、毫针、长针和大针等九种常用的金属针具。其中，"锋针"是"刃三隅，以发痼疾"，故又称为"三棱针"（图2-1-1），是用以刺破皮肤，排出血液或其他液体的工具。砭石以后，三棱针作为最主要的放血工具被长期使用，其外形多为针柄粗圆，针身呈三

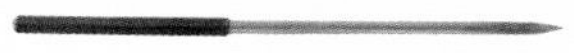

图2-1-1　三棱针

角形，三边有刃。其针尖锋利，多为金属材质，目前多以不锈钢制成。三棱针可以进行浅表的放血、排脓等治疗，可治疗热病、痈肿等疾患。如《灵枢·九针论》记载"锋针，取法于絮针。筒其身，锋其末，长一寸六分，主痈热出血"。三棱针一般长约2寸，根据其长短、粗细、主要分为大、中、小三种型号。临床应用多根据患者病情虚实、年龄大小、体质强弱、形体胖瘦、针刺部位及放血量多少等各方面综合考虑选用。所用的手法，包括点刺法、散刺法、络刺法、叩刺法等。

三、采血针、注射器等

随着时代的发展以及对于消毒隔离的重视，以往反复使用的三棱针已经逐渐被淘汰，代之以一次性三棱针、采血针、毫针（图2-1-2）、注射器、真空采血针等也广发地应用于放血治疗中，并且效果满意。

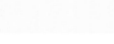

图2-1-2 毫针

一次性采血针

一般多用于采集指尖的血样，由针头、针杆和护套组成，针头设在针杆的头部。临床上采集指尖血样（如测快速血糖）时，是将针头、针杆装入带有弹簧的护套中，通过弹力刺破皮肤采血。而当我们采用一次性采血针进行皮肤放血时，我们只需要针头、针杆，直接在皮肤上点刺即可。

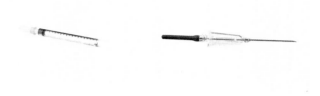

图2-1-3　注射器　　　　　图2-1-4　一次性真空采血器

注射器由针头和针管组成；真空采血器由真空采血管、采血针（包括直针和头皮式采血针）、持针器三个部分组成。二者的针头和采血针部分是放血的主要工具。他们都非常的锋利且有一定粗度，是放血操作中的主要部分，适合于较厚皮损及放血量较大的情况。尤其是注射器针管、真空采血器有负压回吸作用，可直接将中、大静脉内血液抽吸于注射器及采血器内，从而起到放血的治疗效果，可用于某些血液系统疾患或需要大量放血者，具有使用方便，放血量准确等优点。

四、梅花针

"梅花针"又名"七星针""丛针"。是在古代"九针"中的"镵针"基础上发展起来的针具，是由多支不锈钢短针集成一束，并加以手柄，形似锤头带针的小锤子，使用时叩刺人体体表一定部位，以防治疾病。具体来讲一般以五枚短针集束在一起，因其五枚针尖围列似梅花而得名。（图2-1-5）皮肤针在临床中广泛应用，它的刺激方法与作用和《灵枢》中所载的"络刺""赞刺""豹文刺"基本相似，都是用来浅刺体表淤血的细小络脉并使之出血的一种方法。具体使用时，用右手拇、食指捏、持针柄，用针尖叩打皮肤，使之潮红或轻微出血。

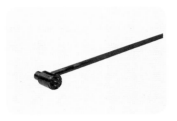

图2-1-5　梅花针

五、火针

火针也是临床上放血疗法经常使用的工具，一般用较粗的不锈钢针，（图2-1-6）皮肤科使用的火针种类较多，如毫火针、平头火针、三头火针、美容火针等。火针可用于放血疗法，针具烧红后更容易刺穿皮肤直达病损。所用针具可以采用常规火针，也可以采用毫火针。

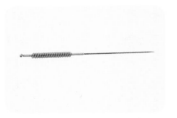

图2-1-6　火针

六、手术刀、小眉刀

有些情况还可以采用刀片放血，如中医古代采用小眉刀，这是一种由古代"九针"中的"铍针"发展而来的刀具。《灵枢·九针》中记载"铍针取法于剑锋，广二分半，长四寸，主大痈脓，两热争者也"。小眉刀的形状为柄粗而圆，针身扁平，口如刀刃，锋刃锐利。近代多用于割破皮肤浅表络脉，使之出血以治疗疾病。目前临床上多直接采用手术刀进行类似操作，将较传统小眉刀更加锋利且一次性使用避免交叉感染。（图2-1-7）

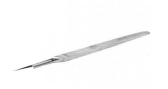

图2-1-7　手术刀

七、火罐

临床运用三棱针、采血针等放血时还常配以拔罐辅助放血。其中玻璃火罐（图2-1-8）最常用，竹罐、负压吸引罐也常使用。火罐的使用，可以使出血顺畅、促进脓血毒素的排除、避免用手挤压的不便及温经通络等作用。

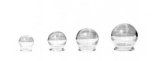

图2-1-8　火罐

第二节　操作要领

一、点刺法

（适应证）带状疱疹、丹毒、淋巴管炎、痤疮、湿疹、神经性皮炎、脂溢性皮炎、荨麻疹、瘙痒症、结节性痒疹、银屑病等。

（禁 忌 证）体质虚弱、贫血、低血压、孕产经期、传染病、有自发性出血倾向或有严重系统疾病患者；过饥、过饱、有晕血晕针倾向者；严重创伤、开放性伤口不宜放血。

（操作工具）三棱针、采血针、真空采血器等。

（常规操作）点刺前，可在被刺部位或其周围推、揉、挤、捋等方法，使局部充血。点刺前局部用碘伏消毒。用三棱针或采血针点刺时，用一手固定被刺部位，另一手持针，露出针尖3～5mm，对准所刺部位快速刺入病迅速出针，进出针时针体应保持在同一轴线上，点刺后可放出适量血液或黏液，以微出血为度。用干棉签擦去血液，针孔再次消毒。点刺次数依皮损范围而定，皮损较大，则点刺次数相应增多，血自然流出为佳。皮损局部放血再用碘伏消毒，并用干棉球擦去局部血液。

二、散刺法（围刺法）

（适 应 证）带状疱疹、丹毒、淋巴管炎、痤疮、湿疹、神经性皮炎、脂溢性皮炎、荨麻疹、瘙痒症、结节性痒疹、银屑病等。

（禁 忌 证）同点刺法。

（操作工具）三棱针、毫针、采血针等。

（常规操作）可选用皮损部位、腧穴或瘙痒处。用三棱针或其他针具点刺时，用一手固定被刺部位，另一手持针在施术部位点刺多点，点刺后可放出适量血液或黏液，以微出血为度；散刺局部可配合拔罐，如配合拔罐，可留罐5分钟后，用干棉签擦去血液，针孔再次消毒。散刺范围可依据皮损、腧穴位置及瘙痒范围而定。

三、梅花针放血

(适应证) 斑秃、脂溢性脱发、神经性皮炎、原发性皮肤淀粉样变、慢性湿疹、痒疹、银屑病、瘙痒症、带状疱疹神经痛等。

(禁忌证) 凡皮肤红肿、糜烂、溃疡者不宜用，黏膜部位不宜用。

(操作工具) 梅花针。

(常规操作) 选穴部位：多为阿是穴（病变处），或循经取穴，或寻找病变处或附近或经络循行部位的结节、索块等。按常规消毒，用弹刺法，以手腕弹力上下叩打，用力宜轻而匀，以不出血或微出血为度，每次5~10分钟，每日1次。

四、划痕疗法

(适应证) 局限性神经性皮炎、原发性皮肤淀粉样变、慢性湿疹。

(禁忌证) 面部、颈部和急性皮肤病不宜用，有疤痕体质者不宜用。

(操作工具) 手术刀片。

(常规操作) 先按常规消毒患处，然后术者以手术刀片尖端于皮疹的外缘作点状划痕一周，刀痕长约0.5cm，每刀相隔0.2cm，然后再在皮损范围内，沿皮纹方向划满刀痕，每条刀痕相隔为0.2cm，刀痕深度以划破真皮浅层有血清渗出，或少量血液渗出即可，拭干血迹后，外撒枯矾粉，用消毒纱块轻揉1~2分钟，然后消毒纱块覆盖，胶布固定，5~7日1次；7~10次为1个疗程。注意无菌操作。

五、划耳/割耳疗法

(适应证)　白癜风（以耳部、头部的疗效较好），斑秃、小儿湿疹、银屑病、顽固性瘙痒症、神经皮炎等。

(禁忌证)　同点刺法。

(操作工具)　手术刀片。

(常规操作)　用酒精消毒皮肤，术者用一手的中指顶住耳翼切口的背面，用食指、拇指提起耳尖部，以便划耳时，切口深度均匀。在对耳轮下角部，用手术刀划一个2～3mm长的切口。以出血为度，用酒精棉球反复擦蘸，以延长凝血时间，增加出血量，最后盖以消毒棉球止血，局部消毒。

(疗程)　每周划耳1次，5～8次为1个疗程，有效者继续治疗，直至痊愈，无效可停止

六、火针放血

(适应证)　疖、急性蜂窝织炎、皮肤溃疡等

(禁忌证)　同点刺法。

(操作工具)　火针、毫针。

(常规操作)　左手拿点燃的酒精灯，右手持针，靠近施术部位，将针置于火焰的上三分之一处烧灼，针尖烧至白亮，迅速、准确刺入穴位后快速拔针。

七、常用特定部位的放血

1 耳尖放血

【定位】在耳郭的上方，当折耳向前，耳郭上方的尖端处。（图2-2-1）

【放血的功效】清热祛风，解痉止痛。

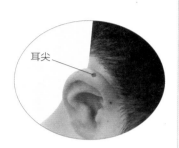

耳尖

图2-2-1　耳尖

【皮肤科适应证】痤疮、脂溢性皮炎、酒渣鼻、头面部特应性皮炎、头面部带状疱疹、头面部丹毒、神经性皮炎等，发于头面、颈项部位的皮肤病。

【禁忌证】体质虚弱、贫血、低血压、孕产经期、传染病、有自发性出血倾向或有严重系统疾病患者；过饥、过饱、有晕血晕针倾向者；严重创伤。

【操作工具】三棱针、采血针、真空采血器等。

【手法】点刺法或散刺法。

【常规操作】折耳向前，选用患侧耳郭后上部静脉处。局部消毒，选择一条比较粗大的静脉，施术者用一手固定、捏挤被刺部位，以减少针刺时的疼痛；另一手持采血针，迅速在被刺部位点刺，挤压，随即以75% 酒精棉球擦拭挤出的血液，防止出血过快凝血。直到自然止血为止。放血后局部消毒、清洁。

> 疗程 每日1次,1周为1个疗程。

2 大椎放血

【定位】大椎位于第 7 颈椎棘突下凹陷中。（图2-2-2）

【放血的功效】散风清热，解毒散结。

皮肤科适应证、禁忌证、操作工具、手法等基本同耳尖放血。

【常规操作】用碘伏将患者大椎处消毒。然后再用 75% 酒精脱碘消毒。

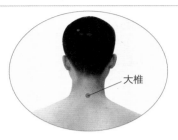

图2-2-2 大椎

取经过消毒后的三棱针快速点刺大椎穴，一般点刺 3 ~ 5 下，点刺深度中等，再在大椎处快速拔上火罐放血，放血量视毛囊炎程度而定。每 3 天 1 次。

❸ 肺俞放血

【定位】在背部，当第 3 胸椎棘突下，旁开 1.5 寸。（图2-2-3）

【放血的功效】宣肺散风，清热解毒。皮肤科适应证、禁忌证、操作工具、手法等基本同耳尖放血。

【常规操作】用碘伏将患者双侧肺俞穴消毒。然后再用 75% 酒精脱碘消毒。取经过消毒后的三棱针或采血针快速点刺大椎穴，一般点刺 3 ~ 5 下，

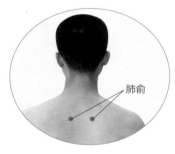

图2-2-3 肺俞

点刺深度中等，再在大椎处快速拔上火罐放血，放血量视毛囊炎程度而定。每 3 天 1 次。

❹ 太阳放血

【定位】在耳郭前面，前额两侧，外眼角延长线的上方，在两眉梢后凹陷处。（图2-2-4）

【放血的功效】清热散风，消肿止痛。

皮肤科适应证、禁忌证、操作工具、手法等基本同耳尖放血。

【常规操作】单侧皮损选择患侧太阳穴；双侧皮损选择双侧太阳穴。局部消毒。施术者用一手固定、捏起被刺部位，以减少针刺时的疼痛；另一手持采血针，迅速在太阳穴多点点刺，挤压，随即 75% 酒精棉球擦拭挤出的血液，防止出血过快凝血。直到自然止血为止。放血后局部消毒、清洁。

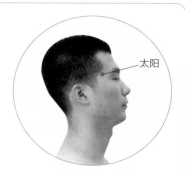

图2-2-4　太阳

⑤ 指尖（十宣）放血

【定位】十宣穴在手十指尖端，距指甲游离缘 0.1 寸，左右共 10 个穴位。（图2-2-5）

【放血的功效】清热开窍醒神。

【皮肤科适应证】上肢带状疱疹、类丹毒、疱疹性瘰疬等。

【禁忌证】大致同耳尖放血。

【操作工具】三棱针、采血针、真空采血器等。

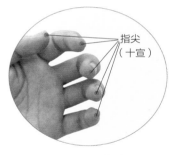

图2-2-5　指尖

【手法】点刺法。

【常规操作】局部消毒。施术者用一手固定被刺部位，捏挤相应手指指尖，以减少针刺时的疼痛；另一手持采血针，迅速在指尖、指腹多点点刺，随即挤压手指，要由近端向远端挤压，同时 75% 酒精棉球擦拭挤出的血液，酒精有扩张血管作用，可防止过快凝血。一般以挤出 50~100 滴血为度。放血后局部消毒、清洁。再换下一个手指。

疗程 隔日 1 次，2 周为 1 个疗程。

❻ 委中放血

【定位】腘横纹中点，当股二头肌腱与半腱肌肌腱的中间。（图2-2-6）

【放血的功效】清热利湿，解毒散结。

【皮肤科适应证】臂部、股部慢性复发性疖肿、毛囊炎。

【禁忌证】大致同耳尖放血。

【操作工具】三棱针、采血针、真空采血器等。

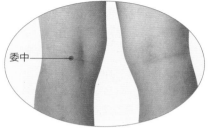

图2-2-6　委中

【手法】点刺法。

【常规操作】患者取俯卧位，操作者拇指按摩委中穴数次，局部发红并有胀感即用采血针针刺委中穴，以有强烈酸麻胀感为度，用力挤出血液少许即可。每隔1日1次，10次为1疗程。

❼ 金津玉液穴放血

【定位】正坐位，张口，在舌系带的静脉处取穴，左侧为金津；右侧为玉液。（图2-2-7）

【放血的功效】清热解毒。

【皮肤科适应证】痤疮、脂溢性皮炎、酒渣鼻等颜面皮肤病

【禁忌证】大致同耳尖放血。

【操作工具】三棱针、真空采血器等。

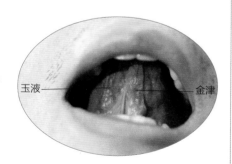

图2-2-7　金津玉液

【常规操作】患者坐位，嘱患者翘起舌头，用一次性注射针头点刺金津玉液穴，待血流出，嘱患者将血轻轻吐出，再用力翘起舌头，以便血顺畅流出，反复几次，使之出血1～2ml，待无明显出血后用温水漱口数次。

第三节 操作后护理及注意事项

一、注意事项

● 首先要确定患者有无凝血机制异常，询问患者有无血小板、凝血等方面的病变，以及是否正在服用某些抑制凝血的药物；必要时可以完善相关辅助检查；若存在以上问题，则放血时注意放血量和积极止血，若存在明显异常，则应禁止采用放血疗法。

● 要向患者交代病情和操作过程。由于放血涉及出血，可能会对某些患者产生恐惧，务必提前告知；同时要告知患者，针刺时会比较疼痛，请患者做好心理准备。

● 放血操作前一定要确定患者不是空腹。空腹禁止放血，以免患者晕血、晕针。

● 放血操作时，操作者要佩戴帽子、口罩及手套，注意无菌操作，治疗每位患者都要更换手套。

● 放血过程中注意事项：要严格消毒，尽量使用一次性放血工具，防止感染。

● 放血手法依病种和皮损而定，手法应以准、稳、快为佳，尽量减少患者痛苦。

● 放血量根据病种、病情而定；少则数滴，多则数毫升；每日一次或数日一次。

● 针刺不可过浅或过深，过浅则出血量过少影响疗效，过深则易导致刺偏，刺穿或损伤正常组织过度。

● 放血后一般结合拔罐疗法，在局部负压情况下，血出更为通畅，"毒""热""瘀""脓"更好的排除。一些不便拔罐的部位，可以采用挤压或反复酒精棉球擦拭的方法促进排血。

● 凝血机制正常者一般不必刻意止血，待自行凝血即可；若放血量较大，出血不止，应积极压迫止血。

● 另外，放血疗法有时仅是缓解症状的应急之法或整体治疗的一部分，还应结合其他疗法综合治疗。

● 切不可滥用放血疗法。

二、放血后调理

放血当日不宜洗澡，局部不可着水，尤其大量放血；面部多处放血后，不宜熬夜或过食辛辣刺激食物，以免加重或诱发局部感染；放血后可贴创可贴，防止感染；放血后瘀斑为正常现象，一周左右可自然吸收。

三、放血副作用及处理

1 >	部分患者形成皮下血肿或浅静脉炎，可局部热敷或外用温通经络的药膏；
2 >	伤及动脉出血不止量较多，应立刻加压止血。
3 >	放血时，即刻出现头昏、嗜睡、出冷汗、无力等晕针或晕血表现，应参考晕血或晕针的处理。

3

临床篇

第一章 细菌性皮肤病

第一节 疖（毛囊及毛囊周围炎）

一、定义

疖是一种生于肌肤浅表部位，以局部红、肿、热、痛，突起根浅，肿势限局，脓出即愈为主要表现的急性化脓性疾病。古代文献以形态特征、发病时令和部位分别命名，如"热疖""恶疖""软疖""时毒暑疖""蝼蛄疖""发际疮""坐板疮"等。本病相当于西医的单个毛囊及其皮脂腺或汗腺的急性化脓性炎症，如"疖""皮肤脓肿""头皮穿凿性脓肿"及"疖病"。（图3-1-1）

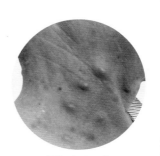

图3-1-1 疖

二、病因病机

本病多因情志内伤，肝经郁热，或饮食不节，脾失健运，湿热内蕴，外溢肌肤而生；或感染毒邪，湿热火毒蕴结于肌肤而成。本病初期以湿热火毒为主，后期属正虚血瘀兼夹湿邪为患。

三、诊断要点

❶ 夏季多见。

❷ 好发于头面、颈项、背及臀部。

❸ 皮损为发生于毛囊及毛囊周围的炎性丘疹或结节，鲜红色，圆锥状，中心有脓栓。

❹ 局部常伴疼痛及压痛，临近淋巴结可肿大、压痛。

❺ 如有发热等全身症状，常伴有白细胞总数及中性粒细胞增高。

四、辨证论治

疖临床辨证分型一般分为：热毒蕴结证、暑湿蕴结证、体虚毒恋证等，其中热毒蕴结证和暑湿蕴结证可以采用放血疗法，方法大致相同。最好对于快成脓或已成脓的疖肿进行放血治疗。

放血治疗前准备：依据皮损部位或腧穴位置，嘱患者取坐位或卧位，充分暴露皮损区或腧穴位置。治疗以皮损或腧穴为单位，局部行常规消毒。

热毒蕴结证

证候 多见于气实火盛患者。轻者疖肿只有1～2个，也可散发全身，或簇集一处，或此愈彼起；伴发热，口渴，溲赤，便秘；

舌红，苔黄，脉数。

治则 清热解毒，引热外达。

操作要点 点刺法 对于只有1～2个疖肿的轻症患者或者疖肿簇集一处的，可局部皮损放血。于局部皮损清洁消毒后，用三棱针在皮损中央高点或成脓的脓点处点刺放血，然后以酒精棉签擦拭，加快血液留出或放血后局部拔火罐，留罐3分钟以吸出脓血，起罐后用消毒棉球擦净血污。

对于散发全身的疖肿，患者也可采用穴位放血，选取大椎穴，清洁消毒后，用三棱针在大椎穴进行放血，然后可快速于出血的穴位处拔火罐，留罐5分钟后起罐。起罐后用消毒棉球擦净血污。

疗程 隔两日治疗1次，3次为1疗程。

五、按语

疖（毛囊及毛囊周围炎）是一种生于皮肤浅表的急性化脓性疾患，随处可生，小儿、青年多见。初起可分为有头、无头两种，一般症状轻而易治，所以俗话说"疖无大小，出脓就好"。但亦有反复发作、日久不愈的"多发性疖病"，则不易治愈。

疖的临床常见辨证分型包括：热毒蕴结证、暑湿蕴结证、体虚毒恋证等，其中热毒蕴结证和暑湿蕴结证可以采用放血疗法，可以使火毒随血排出，达到泄火解毒的作用。以上两种证型的方法大致相同，放血部位以皮损局部或大椎穴等为主，工具以三棱针为主，手法以点刺法为主。

最好选择快成脓或已成脓的疖肿进行放血治疗，这样不仅可以起到"瓜熟蒂落"的效果，而且刺血时会顺畅很多。

一些名老中医对于疖也有一些特色疗法，如边天羽教授采用委中放血疗法治疗臀部、股部慢性复发性疖肿。委中穴位于腘横纹中点，当股二头肌腱与半腱肌肌腱的中间，属足太阳膀胱经。委中意指膀胱经的湿热水气在此聚集，是针灸四大要穴之一，又为足太阳膀胱经之合穴，足太阳经为少气多血之经，是刺血较为理想的穴位，故《针灸大成》称为血郄。委中穴具有舒筋通络、散瘀活血、清热解毒，以及疏通太阳经气，泄脏腑之里热的作用。委中穴点刺拔罐出血可以祛火毒、除积热、疗疗疮。故在委中放血可以治疗股臀部的慢性复发性疖肿。操作时患者取俯卧位，操作者拇指按摩委中穴数次，局部发红并有胀感即用毫针刺委中穴，以有强烈酸麻胀感为度。留针15～20分钟，起针后用力挤出血液少许即可。每隔1日1次，10次为1疗程。有效者继续治疗至痊愈。注意进针深度不能过深。

六、注意事项

● 适用于热毒蕴结证及暑湿蕴结证，患者偏于大热、气结、痰凝、血瘀等症状者适用；

● 最好对于快成脓或已成脓的疖肿进行放血治疗；

● 保持放血部位局部清洁，防止继发感染；

● 患有严重内科疾病如高血压、冠心病等患者慎用。

第二节 痈（蜂窝织炎）

一、定义

痈是一种发生于体表皮肉之间的急性化脓性疾患。古代文献称之为"外痈"。相当于西医的"蜂窝织炎"。（图3-2-1）

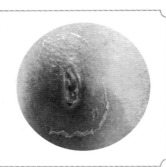

图3-2-1 痈 ▶

二、病因病机

外感六淫邪毒，或皮肤受外来伤害感染毒邪，或过食膏粱厚味，聚湿生浊，邪毒湿浊留阻肌肤，郁结不散，可使营卫不和，气血凝滞，经络壅遏，化火成毒，而成痈肿。

三、诊断要点

❶
早期局部有红、肿、热、痛，浅表脓肿形成后有波动感。

❷
一般无全身症状。

③ 深部脓肿红、肿多不明显，波动感亦不明显，但有疼痛及压痛，且常伴有全身发热、头痛、食欲不振等全身症状。

④ 化验检查可见血白细胞增高。

⑤ 深部脓肿可借助B超、CT检查或诊断性穿刺来确定诊断。

四、辨证论治

痈的辨证分型分为热毒蕴结证、热胜肉腐证、毒去正复或正虚毒恋证等，均可采用放血疗法，但要根据初起、成脓、溃后三期辨别使用，注意辨别成脓与否、顺证逆证。

放血治疗前准备：依据皮损部位或腧穴位置，嘱患者取坐位或卧位，充分暴露皮损区或腧穴位置。治疗以皮损或腧穴为单位，局部行常规消毒。

热毒蕴结证（初起）

 证候　局部红肿热痛，皮色焮红，边界不清，逐渐扩大，红肿高突；可伴有发热恶寒、头痛、纳差、口渴等症状；舌红，苔黄腻，脉弦滑或洪数。

 治则　清热解毒，行瘀活血。

 操作要点　火针放血　选用粗火针。局部消毒。选择痈肿高点。左手拿点燃的酒精灯，右手持针，靠近施术部位。将针置于火焰的上三分之一处烧灼，针尖烧至白亮，迅速、准确刺入穴位后快速拔针。加拔火罐。火罐选用罐口比病灶大一些者为好。拔出若干脓血2～3分钟去罐，消毒针孔，用小纱布块盖住针孔，操作完毕。注意烧针要完全，否则不易刺入，徒增患者痛苦。若皮损较大，可以先后多次针刺，形成多个针孔，再拔火罐，以增加放血量。但要注意动作应快速连贯以减少患者的痛苦。

热胜肉腐证（成脓）

证候 疮形高突，疼痛加剧，痛如鸡啄，按之中软应指，有波动感；可伴有壮热、口渴、便秘、溲赤等症状；舌红，苔黄腻，脉弦滑数。

治则 托毒排脓。

操作要点 ❶ 点刺法　适用于痛肿较小，皮肤薄，脓液多的部位。

选用三棱针、注射器针头或一次性采血针。局部消毒。选择皮损波动感的部位，最好位于皮损下部，以便引流。选择波动的最高点进针，用一手固定，另一手持针，露出针尖3～5mm，对准所刺部位快速刺入并迅速出针，进出针时针体应保持在同一轴线上，加拔火罐。火罐选用罐口比病灶大一些者为好。拔出若干脓血2～3分钟去罐，消毒针孔，用小纱布块盖住针孔，操作完毕。多皮损较大，可以在波动部位先后多次针刺，形成多个针孔，再拔火罐，以增加放血量。但要注意动作应快速连贯以减少患者的痛苦。

❷ 火针放血　适用于成脓不充分，皮肤丰厚部位。

选用粗火针。局部消毒。选择皮损波动感的部位，最好位于皮损下部，以便引流。选择波动的最高点进针。左手拿点燃的酒精灯，右手持针，靠近施术部位。将针置于火焰的上三分之一处烧灼，针尖烧至白亮，迅速、准确刺入穴位后快速拔针。加拔火罐。火罐选用罐口比病灶大一些者为好。拔出若干脓血2～3分钟去罐，消毒针孔，用小纱布块盖住针孔，操作完毕。多皮损较大，可以在波动部位先后多次针刺，形成多个针孔，再拔火罐，以增加放血量。但要注意动作应快速连贯以减少患者的痛苦。

❸ 切开排脓　　适用于痈肿较大，脓腔大而深厚。

　　局部消毒，浸润麻醉，沿皮肤纹理做"一"字或"十"字切开，排除脓液，放置引流条。

毒去正复或正虚毒恋证（溃后）

 证候　一般脓出黄稠，引流通畅则肿消痛减，全身症状随之消失，疮口渐渐愈合；或脓水清稀，引流不畅，疮底色淡，疮口愈合缓慢；舌淡，苔薄白，脉细。

治则　补益气血，促进新生。

操作要点　❶ 点刺法　　适用疮口红肿仍明显，局部肉芽生长。

　　选用三棱针，也可选用毫针。局部消毒。选择溃疡周边或疮底炎症水肿明显部位，用一手固定，另一手持针，对准所刺部位快速点刺放血，多部位多次操作。消毒针孔，擦拭血迹。最后结合局部创面清创换药。

❷ 火针放血法　　适用于创面晦暗，缸口形成，久不收口。

选用细火针或毫火针。局部消毒。选择溃疡周边缸口部位或疮底。左手拿点燃的酒精灯，右手持针，将针置于火焰的上三分之一处烧灼，针尖烧至白亮，迅速、准确地点刺。若溃疡周边皮肤情况较差，如水肿、湿疹化等，会影响溃疡愈合，应在此处扩大进行火针治疗，以温通经络，温养气血。

五、按语

本病相当于西医学的蜂窝织炎，是皮下、筋膜下、肌间隙或深部蜂窝组织的一种弥漫性化脓性感染。由于发病部位不同名称各异，临床特点是局部红肿热痛，边界不清，病变不易局限，扩散迅速，皮肤易坏死形成溃疡。目前临床治疗本病多采用口服抗生素、清热解毒类中药；外敷抗感染、清热解毒的药膏；成脓后多需局部解开排脓。

切开排脓虽引流通畅，但容易出血，溃后创面大，愈合慢，且对患者正气消耗大。而采用三棱针或火针放血排脓具有：洞式小，创面小，损伤组织少，愈合时间短，愈后疤痕小；操作时间短，患者痛苦小；火针引流后，不出血，创面造成三度烧伤结痂，一般1周内不会脱落，焦痂脱落前，创面不会缩小，可保持引流通畅；既可以排脓又可以止血等优点。

放血疗法治疗痈有着悠久的历史和良好的疗效。现存的最早的外科专著《刘涓子鬼遗方》记载："凡里有脓毒，诸药贴不破者，宜用熟铜针于油火上燎透，先用墨笔点却当头，后以铜针浅浅针入，随针而出脓者，顺也。"金代李东垣在《十书》中描述了火针破脓疡时机、针具及使用："久久成脓，既当弃药，从其针烙。当用火针，如似火筋，磨令头尖，如枣核样圆满，用灯焰烧须臾，作炬数温油，烧令赤，于疮头近下烙之。一烙不透，即需再烙令透，要在脓水易出，不假按抑"。明代汪机在《外科理例》中记载："一妇病痈在背之左，高大而熟，未破，医云可烙，旁有老成者曰，凡背之上，五脏俞穴之所系，隔膜之处所近，烙不得法，必致伤人，医云，但宜浅不宜深，宜横不宜直入，宜下而不宜上，谓此诀尽无可防也，于是烧铁箸烙之，肉破脓出，自此而愈，当时惊人非刽子手者，不能为也"。

　　痈的辨证分型分热毒蕴结证、热胜肉腐证、毒去正复或正虚毒恋证等，均可采用放血疗法，但要根据初起、成脓、溃后三期辨别使用，注意成脓与否、顺证逆证。未成脓时或痈肿色暗、木硬、久不成脓时，可采用火针针刺放血，同时可促进其成脓。若已成脓，可直接用三棱针、注射器等针刺排脓；皮损较大者，可用手术刀切开排脓。溃后形成溃疡，尤其是溃疡久不收口，仍可采用三棱针、采血针点刺放血等方法，促进溃疡愈合。

六、注意事项

- 积极治疗糖尿病等原发病；正规使用胰岛素、降糖药、抗生素。

- 严禁挤压，防止炎症扩散。

- 如果脓腔较大，用艾力斯钳深入脓腔内，找到低位作导向，在脓腔低位用粗火针再烙1个或2个引流口，创面外敷地榆油纱条，无菌纱布覆盖，粘膏固定。

- 重视局部换药，换药1次/天；若切开注意引流。

第三节　有头疽（痈）

一、定义

有头疽是多个相邻毛囊及其所属皮脂腺或汗腺的急性化脓性感染，相当于西医学的"痈"。本病多见于中老年人，特别是糖尿病患者，常发生在颈项、背部，可并发全身性化脓性感染，故病情较重。

二、病因病机

外感热邪，风热相搏，湿热交蒸，从外感而发；或因情志内伤，肾水亏损，阴虚火炽，脏腑蕴毒而发。

三、诊断要点

1

临床特点是局部红肿热痛，界限不清，有多个脓栓堆积，破溃后呈蜂窝状，易向周围及深部发展。

2

病人多有明显的全身症状，如畏寒、发热、全身不适、食欲不振等，易并发全身性化脓性感染。

3

血常规可见血白细胞增高。

四、辨证论治

有头疽一般临床上分为初期、成痈期、溃脓期、溃后期，其中成痈期、溃脓期、溃后期可采用放血疗法。

放血治疗前准备：依据皮损部位或腧穴位置，嘱患者取坐位或卧位，充分暴露皮损区或腧穴位置。治疗以皮损或腧穴为单位，局部行常规消毒。

成痈期

证候 患部起一肿块，上有粟粒状脓头，肿块渐向周围扩大，脓头增多，色红灼热，高肿疼痛；伴有寒热头痛，食欲不振；舌质淡红或红，苔薄白或黄，脉滑数。

治则 刺血排毒。

操作要点 火针放血　选用粗火针。局部消毒。选择皮损高点。左手拿点燃的酒精灯，右手持针，靠近施术部位。将针置于火焰的上三分之一处烧灼，针尖烧至白亮，迅速、准确刺入穴位后快速拔针。加拔火罐。火罐选用罐口比病灶大一些者为好。拔出若干脓血2～3分钟去罐，消毒针孔，用小纱布块盖住针孔，操作完毕。注意烧针要完全，否则不易刺入，徒增患者痛苦。若皮损较大，可以先后多次针刺，形成多个针孔，再拔火罐，以增加放血量。但要注意动作应快速连贯以减少患者的痛苦。

溃脓期

证候 疮面腐烂，形似蜂窝，脓液稠厚；伴高热，口渴，便秘，溲赤；舌红，苔黄或黄腻，脉弦数。

治则 排脓托毒

操作要点

❶ 点刺法　适用于痈肿较小，皮肤薄，脓液多的部位。

选用三棱针、注射器针头或一次性采血针。局部消毒。选择皮损波动感的部位，最好位于皮损下部，以便引流。选择波动的最高点进针，用一手固定，另一手持针，露出针尖3~5mm，对准所刺部位快速刺入并迅速出针，进出针时针体应保持在同一轴线上，加拔火罐。火罐选用罐口比病灶大一些者为好。拔出若干脓血2~3分钟去罐，消毒针孔，用小纱布块盖住针孔，操作完毕。多皮损较大，可以在波动部位先后多次针刺，形成多个针孔，再拔火罐，以增加放血量。但要注意动作应快速连贯以减少患者的痛苦。

❷ 火针放血　适用于成脓不充分，皮肤丰厚部位。

选用粗火针。局部消毒。选择皮损波动感的部位，最好位于皮损下部，以便引流。选择波动的最高点进针。左手拿点燃的酒精灯，右手持针，靠近施术部位。将针置于火焰的上三分之一处烧灼，针尖烧至白亮，迅速、准确刺入穴位后快速拔针。加拔火罐。火罐选用罐口比病灶大一些者为好。拔出若干脓血2~3分钟去罐，消毒针孔，用小纱布块盖住针孔，操作完毕。多皮损较大，可以在波动部位先后多次针刺，形成多个针孔，再拔火罐，以增加放血量。但要注意动作应快速连贯以减少患者的痛苦。

❸ 切开排脓　适用于痈肿较大，脓腔大而深厚。成脓后应及时切开排脓，一般发病后5～7天即可成脓。如有波动感或局部红肿疼痛剧烈，即应及时切开排脓，给毒邪以出路。局部消毒，浸润麻醉，沿皮肤纹理做"一"字或"十"字切开，排除脓液，放置引流条。

溃后期

证候　腐肉已脱，脓汁已净，肉芽生长，逐渐收口向愈；舌淡，苔薄黄，脉弦或细。

治则　调和气血，促进新生。

操作要点　❶ 点刺法　适用疮口红肿仍明显，局部肉芽生长。

选用三棱针，也可选用毫针。局部消毒。选择溃疡周边或疮底炎症水肿明显部位，用一手固定，另一手持针，对准所刺部位快速点刺放血，多部位多次操作。消毒针孔，擦拭血迹。最后结合局部创面清创换药。

❷ 火针放血法　适用于创面晦暗，缸口形成，久不收口。

选用细火针或毫火针。局部消毒。选择溃疡周边缸口部位或疮底。左手拿点燃的酒精灯，右手持针，将针置于火焰的上三分之一处烧灼，针尖烧至白亮，迅速、准确地点刺。若溃疡周边皮肤情况较差，如水肿、湿疹化等，会影响溃疡愈合，应在此处扩大进行火针治疗，以温通经络，温养气血。

五、按语

有头疽相当于西医学的痈，是多个相邻毛囊及其所属皮脂腺或汗腺的急性化脓性感染。本病以局部红肿热痛，界限不清，有多个脓栓堆积，破溃后呈蜂窝状，易向周围及深部发展为特点，多见于中老年人，特别是糖尿病患者，常发生在颈项、背部，可并发全身性化脓性感染，故病情较重。

本病在古代属外科重症，发于颈项部者，有"砍头疮"之名。随着现代医学的进步，抗生素、胰岛素等药物的使用，使得本病的危险程度大大降低。目前治疗主要是抗感染、控制血糖等，中药以清热解毒。放血疗法可以早期使毒血排除；成痈后促进排脓；溃脓后加速愈合。

有头疽在成痈期、溃脓期、溃后期，均可采用放血疗法，但要注意成脓与否、顺证逆证。未成脓时或痈肿色暗、木硬、久不成脓时，可采用火针针刺放血，同时可促进其成脓。若已成脓，可直接用三棱针、注射器等针刺排脓；皮损较大者，可用手术刀切开排脓。溃后形成溃疡，尤其是溃疡久不收口，仍可采用三棱针、采血针点刺放血等方法，促进溃疡愈合。

六、注意事项

● 治疗糖尿病等原发病；正规使用胰岛素、降糖药、抗生素。

● 严禁挤压，防止炎症扩散。

● 重视局部换药，换药1次/天；若切开注意引流。

第四节　丹毒（急性网状淋巴管炎）

一、定义

丹毒是皮肤突然发红、色如涂丹的一种急性感染性疾病。古代文献中称之为"丹疹""丹瘭""天火"。西医也称丹毒，又称急性网状淋巴管炎。（图3-4-1）

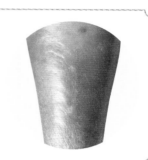

图3-4-1　丹毒　▶

二、病因病机

总由血热火毒为患。但因所发部位、经络不同，其火热和所兼挟之邪稍有差异。凡发于头面部者，多挟有风热；发于胸腹腰胯部者，多挟有肝脾湿火；发于下肢者，多挟有湿热；发于新生儿者，多由胎热火毒所致。

三、诊断要点

❶ 起病急骤，伴有畏寒、高热等全身症状。

❷ 好发于小腿及面部。

③ 皮损为界限清楚的水肿性鲜红色斑，局部皮温高，有疼痛及压痛，一般不化脓。所属淋巴结可肿大，有压痛。

④ 白细胞总数及中性粒细胞分数多升高，可出现核左移和中毒颗粒。

四、辨证论治

丹毒中的风热毒蕴证、肝脾湿火证、湿热毒蕴证可以采用放血疗法。

放血治疗前准备：依据皮损部位或腧穴位置，嘱患者取坐位或卧位，充分暴露皮损区或腧穴位置。治疗以皮损或腧穴为单位，局部行常规消毒。

风热毒蕴证

证候 发于头面部，皮肤嫩红灼热、肿胀疼痛，甚至发生水疱，眼胞肿胀难睁，伴恶寒、发热、头痛。舌质红，苔薄黄，脉浮数。

治则 散风清热，凉血解毒。

操作要点 **❶** 太阳穴放血　选择患侧太阳穴及阿是穴。局部消毒。施术者用一手固定、捏起被刺部位，以减少针刺时的疼痛；另一手持采血针，迅速在太阳穴及阿是穴多点点刺，挤压，随即75%酒精棉球擦拭挤出的血液，防止出血过快凝血。直到自然止血为止。放血后局部消毒、清洁。

❷ 耳尖放血　折耳向前，选用患侧耳郭后上部静脉处。局部

消毒，选择一条比较粗大的静脉，施术者用一手固定、捏挤被刺部位，以减少针刺时的疼痛；另一手持采血针，迅速在被刺部位点刺，挤压，随即75%酒精棉球擦拭挤出的血液，防止出血过快凝血。直到自然止血为止。放血后局部消毒、清洁。

疗程：每日1次，1周为1个疗程。

肝脾湿火证

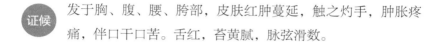 发于胸、腹、腰、胯部，皮肤红肿蔓延，触之灼手，肿胀疼痛，伴口干口苦。舌红，苔黄腻，脉弦滑数。

治则 引热外达，祛湿解毒。

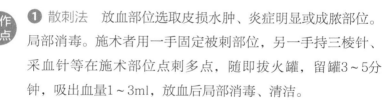 ❶ 散刺法　放血部位选取皮损水肿、炎症明显或成脓部位。局部消毒。施术者用一手固定被刺部位，另一手持三棱针、采血针等在施术部位点刺多点，随即拔火罐，留罐3~5分钟，吸出血量1~3ml，放血后局部消毒、清洁。

疗程：每日1次或隔日1次，1~2周为1个疗程。

❷ 刺络放血法　本法适用于皮肤肌肉比较丰厚的部位，放血部位选取皮损水肿、炎症明显或成脓部位。局部消毒。用一手捏起被刺部位皮肤以减少针刺时的疼痛；另一手持一次性采血器斜刺入皮肤0.5~1cm，多点刺入，注意手法要稳、准、快速，以尽量减轻患者疼痛。随即快速在刺络区域拔火罐，留罐3~5分钟，吸出血量3~5ml。放血后局部消毒、清洁。

疗程：每日1次或隔日1次，1~2周为1个疗程。

❸ 梅花叩刺法　选择红斑但水肿不是非常明显的部位，按

常规消毒，用弹刺法，以手腕弹力上下叩打，每次5～10分钟，每日1次。2周为1个疗程。

❹ **火针放血** 适用于慢性丹毒。选用中号火针。局部消毒，左手拿点燃的酒精灯，右手持针，靠近施术部位。将针置于火焰的上三分之一处烧灼，针尖烧至白亮，迅速、准确地多点点刺慢性丹毒暗红色的皮损，可以放出少量血液，擦拭血液，消毒针孔。

五、按语

丹毒，西医学亦称为"丹毒"，是由乙型溶血性链球菌感染引起的皮肤、皮下组织内淋巴管及其周围组织的感染性皮肤病。根据发病部位的不同：发于头面者，称为"抱头火丹"；发于躯干者，称为"内生丹毒"；发于下肢者，称为"流火"；发于新生儿者，称为"赤游丹毒"。目前临床上主要以抗生素治疗为主，中医以口服中药及外用中药膏等综合治疗为主。

丹毒临床分为风热毒蕴证、肝脾湿火证、湿热毒蕴证、胎火毒蕴证等，其中前三者可以使用放血疗法，具有清热解毒、活血通络、消肿止痛的功效。放血工具可选用三棱针、真空采血器、梅花针等；手法以刺络放血法、梅花针叩刺法为主。肝脾湿火证和湿热毒蕴证的方法大致相同。

对于丹毒急性阶段，红肿热痛明显，可以通过放血迅速减轻局部的水肿及炎症，排出毒素。放血部位可选择皮损肿痛明显处，选用比较锋利的三棱针或采血器，迅速刺血，以减轻痛苦。放血后，务必辅助拔罐，以促进毒血排除，避免毒邪内攻。

对于慢性丹毒，多为气血瘀滞或寒湿日久，可采用火针放血疗法，以温经通络，活血化瘀。以中粗火针为主要工具，以点刺为主。

另外，由于丹毒发病部位的不同，放血的工具、手法等也不尽相同。如发于四肢等肌肉丰厚部位者，多使用粗大而锋利的一次性采血器等，采用刺络放血的方法，放血量较大；发于胸背、头面等皮肉浅薄部位者，多用指尖采血针，采用点刺或散刺的方法，放血量相对较少。

对于发生于面部的丹毒，可在耳尖、太阳穴等部位放血。这些部位一般很难拔罐，为求出血顺畅，可以在刺血后，用酒精棉球反复擦拭针眼，以扩张血管，促进出血。

六、注意事项

- 放血疗法治疗丹毒，应在抗感染、中药内服等治疗基础上使用；
- 放血疗法一般不应用于新生儿丹毒。
- 老年患者，尤其是高热体质虚弱者，应权衡使用放血疗法。

第五节　红丝疔（急性淋巴管炎）

一、定义

红丝疔是指多发于四肢，有红丝一条，迅速向上走窜的疾病。古代文献中称之为"蹓病""血箭疔""赤疔""血丝疔"。相当于西医的急性淋巴管炎。

二、病因病机

本病多由火毒之邪走窜经络，气血凝滞而成，患者内因情志抑郁，心火内盛，火毒凝聚，外因手足生疔，或是湿气糜烂，或皮肤破损，感染毒邪，以致毒留经脉，向上走窜继发。

三、诊断要点

1 多见于四肢，常由手足生疔或手足癣感染引起。

2 伤口近侧出现"红线"，向上走窜，并可有区域淋巴结肿大。

3 常有发热、畏寒、头痛、乏力等全身症状。

4 血象检查白细胞和中性粒细胞可升高。

四、辨证论治

红丝疗中的火毒入络证可以应用放血疗法。

放血治疗前准备：依据皮损部位，嘱患者取坐位或卧位，充分暴露皮损区，局部行常规消毒。

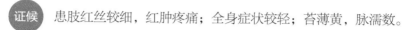

火毒入络证

证候 患肢红丝较细，红肿疼痛；全身症状较轻；苔薄黄，脉濡数。

治则 清热解毒。

操作要点 挑刺法　局部行常规消毒，用三棱针点刺放血，沿红丝行走途径，寸寸挑断，并用拇指和食指轻捏针孔周围皮肤，微令出血，或在红丝尽头挑断，挑破处均盖贴太乙膏掺红灵丹。

五、按语

红丝疗是发于四肢，皮肤呈红丝显露，迅速向上走窜的急性感染性疾病。可伴恶寒发热等全身症状，邪毒重者可内攻脏腑，发生走黄。

红丝疗一般分为火毒入络证、火毒入营证等。对于火毒入络的轻证患者可采取三棱针挑刺放血疗法，截断毒邪之布散，引邪外发。工具主要是三棱针，手法主要是挑刺法；重症伴有全身症状者应中西医诊疗综合治疗为基础；若高热寒战等症状已缓解，皮疹较前变细，可继续采取放血疗法促进痊愈。

六、注意事项

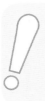 ● 忌剧烈运动，发生于上肢者放血治疗时宜手掌向下，发生于下肢者放血治疗时宜抬高患肢。

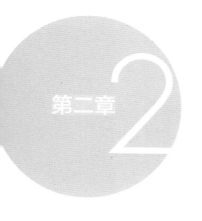

第二章 **2** 病毒性皮肤病

第六节　热疮（单纯疱疹）

一、定义

　　热疮是指发热后或高热过程中在皮肤黏膜交界处所发生的一种急性疱疹性皮肤病。古代文献又称为"热疮""热气疮""火燎疮""剪口疮"。相当于西医的单纯疱疹。（图3-6-1）

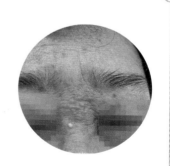

图3-6-1　热疮　▶

二、病因病机

　　总因外感风温热毒，阻于肺胃二经，蕴蒸皮肤而生；或肝经湿热下注，阻于阴部而成疮，或因反复发作，热邪伤津，阴虚内热所致。

三、诊断要点

① 多发于热病（如猩红热、重感冒、疟疾等）过程中或发热之后。

② 好发于口角、唇缘、眼睑、鼻孔旁、外生殖器等处的皮肤与黏膜交界处。

③ 皮损呈针尖大小至绿豆大小成群的水疱，疱液先清后浊，周围红晕，自觉瘙痒灼热。数日后疱破露出糜烂面，渐结痂痊愈。病程约1周，易反复发作。

④ 水疱底部刮取物涂片可见细胞核内病毒包涵体。

四、辨证论治

热疮分肺胃热盛证、肝经湿热证、阴虚内热证等证型，前两者可运用放血疗法。

肺胃热盛证

证候 群集小水疱，灼热刺痒，多见于颜面部或口唇、鼻侧；轻度周身不适，心烦郁闷，小便黄，大便干。舌红，苔薄黄，脉弦数。

治则 引热外达，清热解毒。

操作要点 **❶ 点刺法** 点刺前局部用碘伏局部消毒。使用三棱针或指尖采血针。用一手固定、捏挤被刺部位；另一手持针，露出针尖，对准所刺部位快速刺入并迅速出针，点刺后可放出适量血液或黏液，以微出血为度。用干棉签擦去血液，针孔再次消毒。点刺次数依皮损范围而定，皮损较大，则点刺次数相应增多，血自然流出为佳。皮损局部放血再用碘伏消毒，并用干棉球擦去局部血液。

疗程：一般隔日1次，治疗1~3次。

❷ 散刺法　散刺前局部用碘伏局部消毒。使用三棱针或指尖采血针。用一手固定、捏挤被刺部位；另一手持针，露出针尖，对准所刺部位快速点刺多点，点刺后可放出适量血液或黏液，以微出血为度。用干棉签擦去血液，针孔再次消毒。

疗程：一般隔日1次，治疗1~3次。

肝经湿热证

 证候　成簇水疱，容易溃破糜烂，灼热瘙痒，多见于外阴；可伴有发热、尿赤、尿频、尿痛。舌红，苔黄，脉数

 治则　引热外达，清热利湿。

 操作要点　前期操作同肺卫热盛证。刺血后，若皮损部位适合，可选用口径适当的火罐拔罐，留罐3~5分钟，起罐后用消毒棉球擦净血污。

五、按语

热疮，西医称之为单纯疱疹，由感染单纯疱疹病毒引起，中医分

肺胃热盛证、肝经湿热证、阴虚内热证等证型，其中肺胃热盛证、肝经湿热证可运用放血疗法，但处于黏膜部位的皮损一般不采用放血疗法。治疗手法以点刺、散刺为主。

放血疗法，具有清热解毒、化瘀排脓、消肿止痛等功效，以之治疗单纯疱疹，可通过排除污血和脓液来达到消炎、消肿、止痛等目的。

六、注意事项

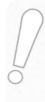

- 黏膜部位皮损一般不做放血。
- 皮损位于面部者，刺血不宜过深。
- 面部等部位不宜拔罐的区域，以针刺后自行出血及自行止血为度。
- 皮损若影响到四肢关节，康复过程中注意适度活动关节，加强功能锻炼。
- 注意清洁消毒，防止继发感染及交叉感染。

第七节 蛇串疮（带状疱疹）

一、定义

蛇串疮是一种皮肤上出现成簇水疱、呈带状分布、痛如火燎的急性疱疹性皮肤病。古代文献称之为"蜘蛛疮""火带疮""腰缠火丹"等。本病相当于西医的带状疱疹。（图3-7-1）

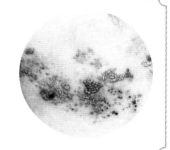

图3-7-1 蛇串疮 ▶

二、病因病机

本病多因情志内伤，肝经郁热，或饮食不节，脾失健运，湿热内蕴，外溢肌肤而生；或感染毒邪，湿热火毒蕴结于肌肤而成。本病初期以湿热火毒为主，后期属正虚血瘀兼夹湿邪为患。

三、诊断要点

❶
发疹前可有疲倦、低热、全身不适、食欲不振等前驱症状。

❷
患处有神经痛，皮肤感觉过敏。

3 好发部位是一侧腰胁、胸背、头面、四肢等处，其他部位亦可发生。

4 皮疹为红斑上簇集性粟粒至绿豆大水疱，疱液常澄清。

5 皮疹常单侧分布，一般不超过躯体中线。

6 病程有自限性，约2～3周，愈后可留色素改变，发生坏死溃疡者可留瘢痕。

7 头面部带状疱疹可累及眼耳部，引起疱疹性角膜结膜炎或面瘫等。

四、辨证论治

蛇串疮分肝经郁热证、脾虚湿蕴证、气滞血瘀证等，均可运用放血疗法。

放血治疗前准备：依据皮损部位或腧穴位置，嘱患者取坐位或卧位，充分暴露皮损区或腧穴位置。治疗以皮损区域为主，局部行常规消毒，治疗手法以辨证分型为依据。

肝经郁热证

证候 皮损鲜红，疱壁紧张，灼热刺痛，口苦咽干，烦躁易怒，大便干或小便黄。舌红，苔薄黄或厚，脉弦滑数。

治则 引热外达，清热解毒。

**操作
要点**

❶ 散刺法 放血部位选取皮损水肿、炎症及水疱明显或疼痛剧烈部位。局部消毒。施术者用一手固定被刺部位，捏起被刺部位皮肤以减少针刺时的疼痛；另一手持三棱针、采血针等在施术部位多点散刺，随即拔火罐，留罐3~5分钟，吸出血量1~3ml，适量多放有助于皮疹的减轻及疼痛的缓解。放血后局部消毒、清洁。

疗程：每日1次或隔日1次，1~2周为1个疗程。

❷ 刺络放血法 本法适用于皮肤肌肉比较丰厚的部位，放血部位选取皮损水肿、炎症及水疱明显或疼痛剧烈部位。局部消毒。用一手捏起被刺部位皮肤以减少针刺时的疼痛；另一手持一次性采血器斜刺入皮肤0.5~1cm，多点刺入，注意手法要稳、准、快速，以尽量减轻患者疼痛。随即快速在刺络区域拔火罐，留罐3~5分钟，吸出血量3~5ml，适量多放有助于皮疹的减轻及疼痛的缓解。放血后局部消毒、清洁。

疗程：每日一次或隔日一次，一至两周为一疗程。

❸ 太阳穴放血 适用于眼带状疱疹初期，或头面部带状疱疹初期。症见患者头面、眼睑红斑水肿，肿胀明显，眼裂缩小，头痛明显者。选择患侧太阳穴及阿是穴。采用指尖采血针。用点刺法。局部消毒。施术者用一手固定、捏起被刺部位，以减少针刺时的疼痛；另一手持采血针，迅速在太阳穴及阿是穴多点点刺，挤压，随即75%酒精棉球擦拭挤出的血液，防止出血过快凝血。直到自然止血为止。放血后局部消毒、清洁。

❹ 耳尖放血 适应证、工具同太阳穴放血。折耳向前，选用患侧耳廓后上部静脉处。局部消毒，选择一条比较粗大的静

脉，施术者用一手固定、捏挤被刺部位，以减少针刺时的疼痛；另一手持采血针，迅速点刺，随即用75%酒精棉球擦拭挤出的血液，防止出血过快凝血。直到自然止血为止。放血后局部消毒、清洁。

疗程：每日1次，一周为1个疗程。

气滞血瘀证

证候 皮疹消退后，局部疼痛不止，甚至放射到附近部位，痛不可忍，坐卧不安，严重者持续数月或更长。舌淡黯，苔白，脉弦细。

治则 温经通络，散瘀止痛。

操作要点 ❶ 散刺法 放血部位选择疼痛仍明显的部位；若皮损结痂，可选择痂皮深厚、内陷、久不脱痂、痂缘炎症明显的部位。局部消毒。施术者用一手固定被刺部位，捏起被刺部位皮肤以减少针刺时的疼痛；另一手持三棱针、采血针等在施术部位多点点刺，随即拔火罐，留罐3～5分钟，吸出血量1～3ml。放血后局部消毒、清洁。

疗程：隔日1次，2周为1个疗程。可结合火针、艾灸等治疗。

❷ 梅花针叩刺放血法 一般选疼痛部位，按常规消毒，用弹刺法，以手腕弹力上下叩打，每次5～10分钟，以轻微出血为度。

疗程：每日1次。2周为1个疗程。

❸ 指尖点刺放血 适用于上肢带状疱疹，累及手指，症见

皮疹基本结痂、消退，但手指麻木、胀痛仍较明显者。使用工具为指尖采血针。放血部位选择胀痛、麻木的手指指尖或指腹。局部消毒。施术者用一手固定被刺部位，捏挤相应手指指尖，以减少针刺时的疼痛；另一手持采血针，迅速在指尖、指腹多点点刺，随即挤压手指，要由近端向远端挤压，同时75%酒精棉球擦拭挤出的血液，酒精有扩张血管作用，可防止过快凝血。一般以挤出50~100滴血为度。放血后局部消毒、清洁。再换下一个手指。

疗程：隔日1次，2周为1个疗程。

五、按语

蛇串疮，西医称之为带状疱疹，由水痘带状疱疹病毒引起，是皮肤科临床常见病，同时也是中医治疗的优势和特色病种。蛇串疮的辨证分肝经郁热证、脾虚湿蕴证、气滞血瘀证等，均可运用放血疗法，并且蛇串疮是目前临床上使用放血疗法最为普遍及疗效最为可靠的皮肤病之一。一般手法以散刺、刺络放血为主，放血部位以皮损局部为主。肝经郁热证、脾虚湿蕴证放血方法大致相同。

放血疗法治疗蛇串疮具有清热解毒、活血通络、消肿止痛的功效。对于蛇串疮初期，红斑、水疱明显时，可以通过放血迅速减轻局部神经的水肿及炎症，从而避免神经的进一步损伤，进而减轻当时的疼痛及后遗神经痛。对于蛇串疮后遗神经痛，由于瘀血阻络，故疼痛明显，所谓"瘀血不去，新血不生"，通过放血疗法，可以起到活血化瘀、祛瘀生新的作用，从而减轻疼痛。

临床上，由于蛇串疮发病位置各异，患病时间长短不同，放血的工具、手法等也不尽相同。如发于四肢、腰腹等肌肉丰厚部位者，多使用粗大而锋利的一次性采血器等，采用刺络放血的方法，放血量较大；发于胸背、头面等皮肉浅薄部位者，多用指尖采血针，采用点刺或散刺的方法，放血量相对较少。发生在一些特殊部位者，如手、面部，还可以采用指尖、耳尖、太阳穴等特殊部位的放血疗法。

诸多名老中医对于放血疗法治疗蛇串疮也有独特的经验。

(一)"金针"王乐亭"龙眼""龙头""龙尾"放血法。

❶ "龙眼"放血

"龙眼"穴位于小指近端指关节尺侧面上，握拳取之。局部常规消毒后，用三棱针点刺，然后进行挤压，即有黄色黏液或恶血溢出，挤出1~2滴即可。

❷ "龙头""龙尾"点刺放血

疱疹首先出现处为"龙尾"，疱疹延伸方向之端称为"龙头"。其放血部位应在"龙头"之前，"龙尾"之后。经常规消毒后，以三棱针点刺出血，在针刺部位拔火罐，以求恶血尽祛，起罐后，用酒精棉球擦净该处，不必包扎。

(二)国医大师贺普仁"强通法"经验。

强通法是贺普仁教授"贺氏三通法"之一，即放血疗法，"强"表明放血的方法使用三棱针强刺激皮肤血络，迫使其恶血外出，达到决血调气的作用。

操作要点：用75%酒精棉球消毒皮损及周围皮肤，不擦破水疱，用三棱针沿皮损边缘点刺，间隔0.5~1.5cm，病重者间隔小，病轻者间隔大。点刺完毕，以闪火法在其上拔罐1~4个，罐内可见少许血液拔出，10分钟左右起罐。起罐后用消毒棉球将血液擦净。并用三棱针点刺龙眼穴，出血3～5滴后擦净。隔日1次，2周为1个疗程。同时应配合微通法（毫针刺法）、温通法（火针、艾灸）等。

总之，放血疗法对于蛇串疮及其后遗神经痛疗效确切，应该努力掌握。

六、注意事项

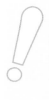

- 位于胸胁肋部时，应浅刺或斜刺，避免刺伤胸膜。
- 放血量根据部位不同而不同，可适度多放，有助于疼痛的缓解。
- 严格清洁消毒，避免交叉感染；放血器具应一次性使用，火罐等沾有血渍的器具应严格按规程清洁消毒。
- 有凝血异常的患者禁止使用放血疗法。
- 诊治中，应与药物、理疗等治疗方法综合使用。

第三章 3 变应性皮肤病

第八节 湿疮（湿疹）

一、定义

　　湿疮是一种常见的由于禀赋不耐，因内外因素作用而引起的过敏性炎症性皮肤病。其临床特点为皮损形态多样，对称分布，剧烈瘙痒，有渗出倾向，反复发作，易成慢性等。根据湿疮的不同发病部位及皮损特点，古代文献中又称之为"浸淫疮""血风疮""粟疮""旋耳疮""瘑疮""肾囊风""绣球风""脐疮""四弯风""乳头风"等。本病相当于西医的湿疹。

二、病因病机

　　湿疮病因复杂，可由多种内、外因素引起。常因禀赋不耐，饮食失节，或过食辛辣刺激荤腥动风之物，脾胃受损，失其健运，湿热内生，又兼外受风邪，内外两邪相搏，风湿热邪浸淫肌肤所致。其发生与心、肺、肝、脾四经关系密切。

三、诊断要点

①

急性湿疹（图3-8-1）

（1）急性发病。

（2）常对称分布。好发于面、耳、手、足、前臂、小腿等外露部位，严重时可延及全身。

（3）皮损多形性，可在红斑基础上出现丘疹、丘疱疹及小水疱，集簇成片状，边缘不清。常因搔抓常引起糜烂、渗出。如染毒，可有脓疱、脓液及脓痂，臀核肿大。

（4）自觉剧痒及灼热感。

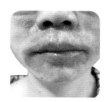

3-8-1　急性湿疹

②

亚急性湿疹

（1）急性湿疮经治疗，红肿及渗出减轻，进入亚急性阶段，或由慢性湿疮加重所致。

（2）皮损以小丘疹、鳞屑和结痂为主，仅有少数丘疱疹和糜烂或有轻度浸润。

（3）自觉瘙痒。

③

慢性湿疹（图3-8-2）

（1）可由急性湿疹反复发作而致或开始即呈慢性。

（2）好发于面部、耳后、肘、腘窝、小腿、外阴和肛门等部位，伴剧痒。

（3）皮损较局限，肥厚浸润显著，境界清楚，多有色素沉着。

3-8-2　慢性湿疹

（4）病程慢性，常有急性发作。

四、辨证论治

湿疹临床分为湿热浸淫证、脾虚湿蕴证、血虚风燥证等，均可使用放血疗法。

放血治疗前准备：依据皮损部位或腧穴位置，嘱患者取坐位或卧位，充分暴露皮损区或腧穴位置。治疗以皮损或腧穴为单位，局部行常规消毒，治疗手法以辨证分型为依据。

湿热浸淫证

证候 发病急，皮损潮红灼热，瘙痒无休，渗液流汁；伴身热，心烦，口渴，大便干，尿短赤。舌红，苔薄白或黄，脉滑或数。

治则 清热解毒，引邪外出。

操作要点 ❶ 点刺法　一般选用大椎、膈俞、肺俞、血海或耳尖等，施术者在被刺部位或其周围用推、揉、挤、捋等方法，使局部充血，用三棱针或其他针具点刺时，用一手固定被刺部位，另一手持针，露出针尖3~5mm，对准所刺部位快速刺入并迅速出针，进出针时针体应保持在同一轴线上，点刺后可放出适量血液或黏液，以微出血为度；大椎、膈俞、血海等部位点刺后立即拔罐，留罐5分钟后，用干棉签擦去血液，针孔再次消毒。

疗程：隔日治疗1次，3~5次为1个疗程。

❷ 散刺法　一般选用皮损鲜红或瘙痒剧烈处。施术者用三棱针或其他针具点刺时，用一手固定被刺部位，另一手持针在施术部位点刺多点，点刺后可放出适量血液或黏液，以微出血为度；皮损局部放血后再用碘伏消毒，并用干棉球擦去局部血液。散刺范围可依据皮损及瘙痒范围而定。

疗程：隔日治疗1次，3~5次为1个疗程。

脾虚湿蕴证

证候 发病较慢，皮损潮红，瘙痒，抓后糜烂渗出，可见鳞屑；伴有纳少，神疲，腹胀便溏。舌淡胖，苔白或腻，脉弦缓。

治则 健脾祛湿，疏通经络。

操作要点 ❶ 点刺法　一般选用膈俞、肺俞、脾俞或血海，施术方法同湿热浸淫证。

❷ 散刺法　一般选用皮损暗红或瘙痒剧烈处，散刺范围可依据皮损及瘙痒范围而定。施术者用三棱针或其他针具点刺时，用一手固定被刺部位，另一手持针在施术部位点刺多点，点刺后可放出适量血液或黏液，以微出血为度；散刺局部可配合拔罐，留罐5分钟后，用干棉签擦去血液，针孔再次消毒。

疗程 隔日治疗1次，3~5次为1个疗程。

血虚风燥证

证候 病程迁延日久，反复发作，皮损色黯或色素沉着，剧痒，或皮损粗糙肥厚；伴口干不欲饮，纳差腹胀。舌淡，苔白，脉濡细。

治则 活血行气，祛瘀生新。

❶ 点刺法或散刺法 操作方法同脾虚湿蕴证。

❷ 叩刺法（梅花针放血） 一般选用皮损暗红、肥厚处。按常规消毒，用弹刺法，以手腕弹力上下叩打，每次5～10分钟，以轻微出血为度。每日1次，2周为1个疗程。

五、按语

　　湿疮，相当于西医的湿疹，是由多种内外因素引起的一种具有明显渗出倾向的皮肤过敏性炎症病变。本病病程长，易复发，急性期皮疹多形，易于渗出；慢性期则皮损肥厚、瘙痒剧烈。中医学认为湿疮是由于先天脾胃虚弱或后天饮食不节损伤脾胃，脾失健运，水湿内生，湿热内蕴，又兼外感风邪或过食辛辣刺激、荤腥动风之物，致气血运行不畅而急性发病；脾虚日久，阴血耗伤，血虚风燥，致皮肤瘙痒、肌肤甲错，演变为慢性。如《疡科心得集》："心主血，脾主肉，血热而肉湿，湿热相合，浸淫不休，溃败肌肤，而诸疮生矣。"故由此认为湿疮是湿热为本，气血不畅为标，急性期以湿热为主，热邪明显，随病情演变，渐以湿邪为主，出现气血不足之征象，日久耗伤营血，气血凝滞于肌肤腠理，以致湿瘀互结而成有形之邪，即为血瘀，皮损表现为肥厚、苔藓化改变，故治疗上以行气活血祛瘀为主。祛瘀之关键在于行气，如《难经·二十二难》："气主煦之，血主濡之"；又如《素问·调经论》："血气者，喜温而恶寒，寒则泣不能流，温则消而去之。"已故国医大师贺普仁教授曾提出"病多气滞，法用三通""凡诸证气机不调、血脉凝涩之顽证，非毫针微通所及"，故此种邪气非普通针刺之微通法所能及，应采用刺络放血之强通法调其气血。刺络放血是祛瘀通络的最好方法之一，久病必瘀，瘀则行血；治血者莫如刺血，一者邪在血分，刺血可以直达病灶，最为便捷；二者通过刺络，放出适量血液，使邪随血而出，湿毒尽除，从而祛风达邪，使气机通利，血脉畅通，则邪气散，肌肤之肥厚、苔藓样改变则尽化。

诸多名老中医有用放血疗法治疗湿疹的经验。

（一）国医大师禤国维教授划痕疗法

❶适应证：慢性湿疹。

❷操作常规：先按常规消毒患处，然后术者以手术刀片尖端于皮疹的外缘作点状划痕周，刀痕长约0.5cm，每刀相隔0.2cm，然后再在皮损范围内，沿皮纹方向划满刀痕，每条刀痕相隔为0.2cm，刀痕深度以划破真皮浅层有血清渗出，或少量血液渗出即可，拭干血迹后，外撒枯矾粉，用消毒纱块轻揉1～2分钟，然后消毒纱块覆盖，胶布固定，5～7日1次，7～10次为1个疗程。

❸注意事项：注意无菌操作，面部、颈部和急性皮肤病不宜用，有瘢痕体质者不宜用。

（二）国医大师禤国维教授梅花针疗法

❶适应证：慢性湿疹。

❷操作常规：选穴部位多为阿是穴（病变处），或循经取穴，或寻找病变处或附近或经络循行部位的结节、索块等为治疗点。选好治疗部位后，按常规消毒，用弹刺法，以手腕弹力上下叩打，每次5～10分钟，每日1次

❸注意事项：凡皮肤红肿、糜烂、溃疡者不宜用，黏膜部位不宜用，用力宜轻而匀，以不出血或微出血为度。

六、注意事项

- 被刺部位要严格消毒，防止感染。

- 围产期妇女及婴幼儿慎用。

- 精神过于紧张、饥饿、疲劳患者不宜用。

- 点刺、散刺必须迅速、轻巧，不可深刺，避免刺伤动脉。

- 对初治患者应进行解释，以配合治疗。在治疗过程中，应对患者的皮肤状况进行密切观察，其中包括苔藓样变、色素沉着、血痂及抓痕等。

- 注意血压、心率变化，注意晕针或晕血的发生。

- 出血较多时，患者宜适当休息10～30分钟后离开。

- 医者避免接触患者所出血液，注意消毒，防止交叉感染。

- 放血处当天不宜着水，以防感染。

- 急性期或亚急性期行放血治疗后出现局部瘙痒加重，应立即停止放血治疗。

第九节 瘾疹（荨麻疹）

一、定义

瘾疹是因皮肤上出现鲜红色或苍白色风团，时隐时现，故名。本病以瘙痒性风团，突然发生，迅速消退，不留任何痕迹为特征。常分为急性、慢性两类。急性者，骤发速愈；慢性者，反复发作达数月或更久。古代文献称之为瘾疹。相当于西医的荨麻疹。（图3-9-1）

图3-9-1 瘾疹

二、病因病机

本病总因禀赋不耐，人对某些物质过敏所致。可因气血虚弱，卫气失固；或因饮食不慎，多吃鱼腥海味、辛辣刺激食物，或因药物、生物制品、慢性感染病灶、昆虫叮咬、肠道寄生虫，或因七情内伤、外受虚邪贼风侵袭等多种因素所诱发。

三、诊断要点

① 突然出现风团，大小不等，形态各异，境界清楚。

② 发无定处、定时，时隐时现，消退后不留痕迹。

③ 剧烈瘙痒，或有烧伤、刺痛感。

④ 部分病例可有腹痛腹泻，或气促胸闷，呼吸困难，甚则引起窒息。

⑤ 皮肤划痕试验阳性

四、辨证论治

瘾疹中的风热证、风寒证、气血两虚证可以使用放血疗法；主要放血工具和手法以梅花针叩刺及三棱针点刺为主。

放血治疗前准备：依据皮损部位或腧穴位置，嘱患者取坐位或卧位，充分暴露皮损区或腧穴位置，局部行常规消毒。

风热证

证候 多发于夏秋季，起病急，风团色红，自觉灼热瘙痒，遇热加重，遇冷减轻；多伴有恶心、心烦、口渴、咽部肿痛。舌质红，苔薄黄，脉浮数。

治则 清热疏风，辛凉透表。

 操作要点 ❶ 梅花针循经叩刺　选取太阳经、少阳经、阳明经等。患者取俯卧位，露出背部，对叩刺部位常规消毒，沿选取经络及严重瘙痒处叩刺，以轻度或中度手法，叩刺间距在0.5～1.0cm。以局部潮红或微出血为度。

疗程：每隔3日叩刺1次，3次为1个疗程。

❷ 局部叩刺　用梅花针叩刺局部风团部位，然后局部拔罐放血，针刺出血量需适当，每次总量成人不超过10ml为宜。梅花针叩刺时要灵巧运用手腕部弹力，连续有节奏地叩刺，做到平稳、速度均匀。

❸ 穴位刺络放血拔罐　选穴：曲池、血海、风门、风市、大椎、足三里、膈俞、肩髃、委中。每次选取2～3穴位，根据取穴选用仰卧位或俯卧位，穴位用碘伏消毒，选用三棱针或一次性注射针头，在穴位点刺3～5下，或用梅花针重叩后加拔火罐，留罐10分钟。

疗程：每周3次，10次为1个疗程，治疗2个疗程。

❹ 耳穴刺络放血疗法　取穴：神门、肺、荨麻疹点、肾上腺。患者端坐，首先轻柔耳郭，使其充血，然后用碘伏消毒穴位，然后使用三棱针依次点刺上述穴位，每个穴位挤压出血3～5滴，完毕后用消毒棉球压迫针孔止血。

疗程：每天治疗1次，每次取单侧耳穴进行治疗，双耳交替使用，10次为1个疗程。

风寒证

证候 多发于冬春季，风团色白或淡，遇冷加剧，得热则减轻，自觉瘙痒；可伴有畏寒恶风，口不渴。舌淡红，苔薄白或腻，脉浮紧、迟或濡缓。

治则 疏风散寒，调和营卫。

操作要点 温针灸联合梅花针叩刺　选穴：风市、血海、足三里、风门、膈俞、脾俞。患者根据选穴情况取坐位或俯卧位。所选穴位常规消毒后，垂直皮肤直刺进针，进针深度约30～35mm，得气后留针。取分段艾条，将末端点燃后将艾条插于针柄末端，每穴灸艾条一壮，待艾条燃尽后出针。梅花针叩刺在温针灸结束后进行，叩刺穴位与针刺穴位相同。叩刺面积约直径2cm，至局部皮肤潮红，微微渗血为度。

疗程 连续温针灸4次为1个疗程，1个疗程后休息2天，共治疗4个疗程。

气血两虚证

证候 风团色淡红，反复发作迁延数月数年，日久不愈，劳累后复发加剧，自觉瘙痒伴有神疲乏力、失眠多梦。舌质胖淡，苔薄，脉濡细。

治则 调补气血，疏风止痒。

操作要点 针刺放血疗法：患者取平卧位，取曲池、内关、血海、三阴交。穴位常规消毒，用毫针常规针刺，得气后行提插捻转泻法，留针30分钟；再俯卧位，取肺俞、膈俞，穴位常规消毒，用无菌三棱针点刺，加拔火罐，留罐3～5分钟，局部吸出约2～3ml瘀血，用碘伏棉球消毒以防感染。

疗程 隔日1次，4周为1个疗程。

五、按语

本病在中医中有"瘾疹""风疹""风瘙瘾疹""风疹块"等名称。"瘾疹"一名首见于《素问·四时刺逆从论》："少阴有余病皮痹瘾疹"。隋朝《诸病源候论》有"风瘙瘾疹生疮候""风瘙身体瘾疹候"，指出了外感风寒、风热均可引起瘾疹。唐代《千金要方》谓：瘾疹有"赤疹""白疹"之分。宋代《三因方》提出风、寒、暑、湿皆可引起瘾疹。明代《外科准绳》、清代《医宗金鉴》均有论述。对"瘾疹"的病因一般认为急性期主要是风、寒、热、湿之邪客于肌肤所致，慢性瘾疹多由营血不足，生风生燥，肌肤失养所致。

瘾疹一般分为风热证、风寒证、气血两虚证、胃肠实热证、冲任不调证等证型，其中风热证、风寒证、气血两虚证可以使用放血疗法；主要放血工具和手法以梅花针叩刺及三棱针点刺为主。

膀胱经主一身之表，风邪入侵，首犯太阳经。故在荨麻疹初期多选用膀胱经穴位进行治疗。用梅花针叩刺膀胱经腧穴，可起调和营卫、疏风固表之功效。血海为太阴脾经之要穴，膈俞为血会，取之起"治风先治血，血行风自灭"之意。肩髃为消瘾风之要穴，曲池清热祛风，风门、风市祛风固表，诸穴同用共奏疏风清热、活血止痒之功效。

梅花针疗法源于古刺法中的半刺、毛刺刺法。所谓"半刺"疗法，是浅入针至皮毛，不伤及肌层，并迅速出针，其作用部位主要在皮部。主要通过调动卫气，治疗病位较浅的皮部所受外邪，且半刺与五脏之肺相应，而肺又合皮毛，所以临床多用病变部位较浅，或儿科皮肤病的治疗。

刺络放血疗法具有泄热祛邪，祛瘀通络生新，调和气血的作用，能改善微循环障碍，缓解血管痉挛，促进血液循环，排除血中的毒素。

耳穴中的神门穴具有镇安神，消炎止痒，肺穴主皮毛，荨麻疹点能止痒抗过敏，是治疗荨麻疹的特效穴；肾上腺穴能调节激素，抗过敏，止痒消疹，耳尖能泄热解毒，祛瘀。诸穴配合使用，相得益彰，共奏益气固表，养血活血，祛风除邪止痒消疹之功效，使疾病痊愈。

针刺放血治疗慢性荨麻疹，可有效地避免口服组胺药物所引起的诸多不良反应，且疗效确切，尤其是止痒作用迅速。

六、注意事项

● 被刺部位要严格消毒，防止感染。

● 浅刺为主，放血量不宜过多。

● 注意寻找可能的过敏原及病因，并尽力规避和去除。

● 对于慢性荨麻疹，迁延顽固，需药物、针灸等综合治疗。

第四章　神经精神功能障碍性皮肤病

第十节　风瘙痒（皮肤瘙痒症）

一、定义

风瘙痒是一种无原发性皮肤损害，仅以皮肤瘙痒为临床表现的皮肤病。临床上一般分为局限性和泛发性两种，局限性以阴部、肛门周围多见，泛发性可泛发全身。中医学又称之为"痒风""血风疮"等。本病相当于西医的皮肤瘙痒症。

二、病因病机

本病可由多种内外因素所致。凡禀赋不耐，素体血热，外感风邪侵袭；久病体虚，气血不足，血虚生风；饮食及情志失调；皮毛、羽绒等衣物接触、摩擦等原因均可导致本病的发生。

三、诊断要点

1 无原发性皮肤损害。

2 全身性或局限性阵发性剧烈瘙痒，夜间尤甚。

3 患处可出现继发性皮肤损害，如抓痕、血痂、色素沉着以及皮肤肥厚粗糙甚至苔藓样变等。

4 慢性病程，部分病人与季节气候变化、精神紧张、饮食刺激、衣物摩擦等关系明显。

5 长期顽固性瘙痒患者，应作进一步全身检查，注意排除肿瘤、糖尿病等疾病。

四、辨证论治

风瘙痒中的风热血热证、湿热内蕴证、血虚肝旺证都可以使用放血疗法；主要放血工具和手法以梅花针叩刺及三棱针点刺为主。

放血治疗前准备：依据皮损部位或腧穴位置，嘱患者取坐位或卧位，充分暴露皮损区或腧穴位置，局部行常规消毒。

风热血热证

证候 以青年患者多见，皮肤瘙痒剧烈，遇热加重，皮肤抓破后有血痂，伴心烦，口渴，便干，溲赤。舌质红，舌苔薄黄，脉浮数。

治则 疏风清热，凉血止痒。

操作要点 **1** 梅花针叩刺　在瘙痒部位，采用中等强度刺激，待患者局部皮肤明显潮红，微渗血有疼痛感觉，然后在叩刺的皮肤上加拔火罐，留罐时间约5分钟，起罐后用消毒棉球擦净血迹。隔天1次，2周为1个疗程。

❷ 穴位刺络拔罐法　取大椎、曲池、血海、三阴交、膈俞、足三里、风池等穴。患者取坐位或俯伏坐位，充分暴露穴区皮肤，皮肤常规消毒后，用三棱针在穴位及穴位周围5mm范围内点刺4~5下，在点刺的穴位上拔罐，留罐5分钟，将罐取下。隔日1次，5次为1疗程，连续治疗2个疗程。

血虚肝旺证

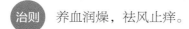 病程日久，皮肤干燥，可有脱屑，抓破后血痕累累；伴头晕眼花，失眠多梦。舌质红，舌苔薄，脉细数或弦数。

治则　养血润燥，祛风止痒。

操作要点　火针联合刺络拔罐：选取阿是穴（瘙痒反应点）、血海、膈俞、曲池等穴。首先在选取穴位局部用梅花针叩刺放血，再拔罐5分钟。然后应用火针快速针刺穴位。前2次每天1次，之后每隔1天治疗1次。6次为1个疗程，共治疗3个疗程。

五、按语

　　风瘙痒又称"风痒""血风疮""痒风"等，相当于现代医学的瘙痒症。《内经》云"诸痛痒疮，皆属于心"，"诸痛为实，诸痒为虚"。《灵枢·刺节真邪》篇谓"搏于皮肤之间，其气外发，腠理开，毫毛摇，气往来行，则为痒"。《诸病源候论》指出"风瘙痒者，是体虚受风，风入腠理，与气血相搏，而俱往来在于皮肤之间，邪气微，不能冲击为痛，故但瘙痒也"，提出体虚受风为瘙痒的发病机制，风与气血斗争，冲击皮肤发为瘙痒。说明体虚和受风邪为瘙痒病的主要矛盾。《巢氏病源》又谓"搔破皮肤，血痂累累，又称血风疮"。金元《丹溪心法》云"诸痒为虚。血不荣肌腠，所以痒也"。明·陈实功《外科正宗》提出"血风疮，乃风热、湿热、血热三者交感而生"。指出本病是风热、湿热、血热相互作用的结果。

中医外治瘙痒症的手段多种多样，其中外治法包括各类针、灸、拔罐、刺血、脐疗、埋线等，治疗手段丰富，疗效显著。

风瘙痒中的风热血热证、湿热内蕴证、血虚肝旺证都可以使用放血疗法，其中前两证型方法大致相同。但要根据患者证型不同选择不同穴位，风热血热证多选大椎、曲池、膈俞等穴位加强疏风泻热之力；湿热重者选用曲池、足三里清胃肠湿热；年老血虚肝旺者选取血海。同时可配合膈俞、三阴交、神阙等穴位艾灸治疗以养血祛风，温经通络。

六、注意事项

- 放血后24小时内伤口不要沾水。
- 嘱患者多食水果蔬菜等清淡食物，少食肥甘厚味及辛辣之品。
- 减少洗澡次数，忌用肥皂、热水烫洗，以免加重皮肤干燥。

第十一节　牛皮癣（神经性皮炎）

一、定义

牛皮癣是一种患部皮肤状如牛项之皮，肥厚而且坚硬的慢性瘙痒性皮肤病。在中医古代文献中，因其好发于颈项部，称之为"摄领疮"；因其缠绵顽固，亦称为"顽癣"。本病相当于西医的神经性皮炎。（图3-11-1）

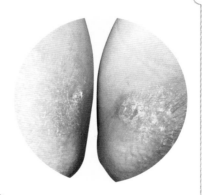

图3-11-1　牛皮癣　▶

二、病因病机

本病初起为风湿热邪阻滞肌肤，以致营血失和，经气失疏，日久血虚风燥，肌肤失养，以致本病发生。再者情志郁闷，衣领拂着，搔抓，嗜食辛辣、醇酒、鱼腥发物等皆可诱发或使本病病情加重。

三、诊断要点

1 限局性好发于项部及骶尾部、四弯，而播散性分布较广泛，以头面、四肢、腰部为多见。

2 局部皮肤先有痒感，因搔抓局部出现发亮的扁平丘疹，并迅速融合发展为苔藓样变。

3 病变处通常无色素沉着，多对称分布、剧痒。

4 本病常呈慢性反复发作。

四、辨证论治

牛皮癣（神经性皮炎）临床分为肝郁化火证、风湿蕴肤证、血虚风燥证等，均可以采用放血疗法治疗，分别可采点刺法、散刺法、耳背静脉放血法、耳穴割治法、火针点刺法或梅花针叩刺法等疗法。

放血治疗前准备：依据皮损部位或腧穴位置，嘱患者取坐位或卧位，充分暴露皮损区或腧穴位置。治疗以皮损或腧穴为单位，局部行常规消毒，治疗手法以辨证分型为依据。

肝郁化火证

证候 皮损色红，伴心烦易怒，失眠多梦，头晕目眩，心悸，口苦咽干。舌尖红，脉弦数。

治则 清肝泻火，行气通络。

操作要点 ❶ 点刺法　一般选用皮损处或大椎、膈俞、肝俞、血海、耳尖等穴，施术者在被刺部位或其周围用推、揉、挤、捋等方法，使局部充血，用三棱针或其他针具点刺时，用一手固定被刺部位，另一手持针，露出针尖3～5mm，对准所刺部位快速刺入并迅速出针，进出针时针体应保持在同一轴线上，点刺后可放出适量血液或黏液，以微出血为度，点刺后可配合拔罐，留罐5分钟后，用干棉签擦去血液，针孔再次消毒。

疗程：隔日治疗1次，3～5次为1个疗程。

❷ 散刺法 一般选用皮损处或瘙痒剧烈处。施术者用三棱针或其他针具点刺时，用一手固定被刺部位，另一手持针在施术部位多点点刺。点刺后可放出适量血液或黏液，以微出血为度；散刺局部可配合拔罐，留罐5分钟后，用干棉签擦去血液，针孔再次消毒。散刺范围可依据皮损及瘙痒范围而定。

疗程：隔日治疗1次，3～5次为1个疗程。

❸ 耳背静脉放血法 一般选用耳郭后上部静脉处（单侧）。施术者于耳郭后静脉处进行皮肤消毒，选择一条比较粗大的静脉，用锋利的三棱针刺破3处，然后用消毒干棉球将挤出的3滴血擦去，如此再重复2遍，放出9滴血即可。

疗程：隔日对侧放血1次。一般以6天为1个疗程。

❹ 选用耳背静脉割治法 一般选用耳穴耳中、交感、风溪、耳背肺（耳背中内部）、耳背脾（耳轮脚消失处的耳背部）。手术前将耳穴分为两组，其中一只耳选耳中、交感、风溪，对侧耳选耳背肺和耳背脾。施术者用探针分别从这几个耳穴周围逐渐向中心探压，或对肉眼观察这些穴位发现的阳性反应点进行探压，压到这些穴位的敏感点时患者会出现皱眉、呼痛、躲闪等反应，然后用棉签蘸取少许龙胆紫在压痛最明显的一点作标记。标记后行常规消毒，然后用左手固定耳

郭，右手拿一次性手术刀片用其尖端分别轻轻划割几下，前一次划割的痕迹与下一次划割的痕迹有少许间隔划割，成功的标准以渗血为度（一般每穴划3～5下），稍微出血（一到两滴血即可）后用消毒干棉球压迫止血；对侧耳的耳背肺和耳背脾用同样的方法进行割治。

疗程：每周割治1次，两组穴两耳交替使用。

❺ 火针点刺法　针具一般选用0.3mm或0.35mm粗细毫针，部位选用皮损处，针刺深度一般为表皮层（浅刺）。施术者用酒精灯烧红针尖及针体，根据针刺深度，决定针体烧红长度，针体烧红后，应迅速、准确地刺入针刺部位，针体达到治疗深度后迅速出针，点刺后可放出适量血液或黏液，如出血量少，可多点刺入，以微出血为度；点刺后可配合拔罐，留罐5分钟后，用干棉签擦去血液，针孔再次消毒。

❻ 梅花针叩刺法　在瘙痒部位，采用中等强度刺激，待患者局部皮肤明显潮红，微渗血有疼痛感觉，然后在叩刺的皮肤上加拔火罐，留罐时间约5分钟，起罐后用消毒棉球擦净血迹。隔天1次，2周为1个疗程。

血虚风燥证

 证候　皮损肥厚粗糙，瘙痒夜间尤甚，病程较长；可伴有头晕，心悸怔忡，气短乏力，妇女月经过少等。舌质淡，苔薄白，脉沉细。

 治则　养血润肤，化瘀行气。

选用点刺法、散刺法、耳背静脉放血法、耳穴割治法、火针点刺法或梅花针叩刺法。点刺法部位可选用膈俞、血海、脾俞、胃俞、肾俞或皮损处，施术方法同肝经郁热证。耳穴割治法一般选用交感、神门、耳中、脾、肝，施术方法同肝经郁热证。散刺法、火针点刺法、梅花针叩刺法、耳背静放血法所选部位及施术方法同肝郁化火证。

疗程 隔日治疗1次，3～5次为1个疗程。

五、按语

牛皮癣（神经性皮炎），又称摄领疮、顽癣、牛皮癣。本病病位在肌肤，初期多由风热之邪蕴阻肌肤经脉所致，日久由于营血不足，血虚生风化燥，皮肤经络失于濡养而成。《素问·皮部论》曰："凡十二经络脉者，皮之部也，是故百病之始生也，必先于皮毛。"由此可见表皮乃人体卫外之门户，百病的生成均先从表皮开始。神经性皮炎其病变亦由表入里，病邪入血入络后，经脉瘀滞失养，病久则瘀，气血经络不畅，临床表现缠绵难愈，皮损肥厚，故常规方法很难奏效。因此，据《素问·调经论》篇"病在脉，调之血；病在血，调之络"，《素问·三部九候论》篇"经病者，治其经；孙络病者，治其孙络血；血病身有痛者，治其经络。其病者在奇邪，奇邪之脉，则缪刺之。留瘦不移，节而刺之。上实下虚，切而从之，索其结络脉，刺出其血，以见通之。"又如《血证论》中所云"凡有所瘀，莫不壅塞气道，阻滞生机，而反阻新血之生，故血证总以祛瘀为要。"故依据《素问·小针解》"盛则泻之，菀陈则除之"的原则，以刺络放血施于病灶局部，可疏通经络、活血化瘀、祛腐生新，能使其出恶血、通经脉、调血气，无令恶血得入于经，以成其疾，改变经络中气血运行不畅的病理变化，从而达到调整脏腑气血功能的作用，祛邪气而皮肤受经气濡养则瘙痒自除。

牛皮癣（神经性皮炎）的以上三种分型：肝郁化火证、风湿蕴肤证、血虚风燥证，均可以采用放血疗法治疗，分别可采点刺法、散刺法、耳背静脉放血法、耳穴割治法、火针点刺法或梅花针叩刺法等疗法，其手法与慢性湿疹比较相似。

另外名老中医也不乏对于本病的外治经验。

（一）褟国维教授划痕疗法。

❶适应证：神经性皮炎。

❷操作常规：先按常规消毒患处，然后术者以手术刀片尖端于皮疹的外缘作点状划痕一周，刀痕长约0.5cm，每刀相隔0.2cm，然后再在皮损范围内，沿皮纹方向划满刀痕，每条刀痕相隔为0.2cm，刀痕深度以划破真皮浅层有血清渗出，或少量血液渗出即可，拭干血迹后，外撒枯矾粉，用消毒纱块轻揉1～2分钟，然后消毒纱块覆盖，胶布固定，5～7日1次，7～10次为1个疗程。

❸ 注意无菌操作，面部、颈部和急性皮肤病不宜用，有瘢痕体质者不宜用。

（二）褟国维教授梅花针疗法

❶适应证：神经性皮炎。

❷选穴部位多为阿是穴（病变处），或循经取穴，或寻找病变处或附近或经络循行部位的结节、索块等为治疗点。常规消毒，用弹刺法，以手腕弹力上下叩打，每次5～10分钟，每日1次。

❸注意凡皮肤红肿、糜烂、溃疡者不宜用，黏膜部位不宜用，用力宜轻而匀，以不出血或微出血为度。

六、注意事项

- 被刺部位要严格消毒，防止感染。

- 围产期妇女及婴幼儿慎用。

- 精神过于紧张、饥饿、疲劳患者不宜用。

- 点刺、散刺必须迅速、轻巧，不可深刺，避免刺伤动脉。

- 对初治患者应进行解释，以配合治疗。在治疗过程中，应对患者的皮肤状况进行密切观察，其中包括苔藓样变、色素沉着、血痂及抓痕等。

- 注意血压、心率变化，注意晕针或晕血的发生。

- 出血较多时，患者宜适当休息10~30分钟后离开。

- 医者避免接触患者所出血液，注意消毒，防止交叉感染。

- 放血处当天不宜着水，以防感染。

- 贫血、大失血、凝血机制障碍的患者。

- 皮肤严重糜烂破溃处、明显感染部位禁用。

- 面部三角区、眼周慎用本法。

- 血管瘤部位、原因不明的肿块部位禁刺。

- 传染性疾病、糖尿病患者。

第十二节　粟疮（痒疹）

一、定义

　　痒疹是一组急性或慢性炎症性皮肤病的总称。其主要损害为风团样丘疹、结节和继发性皮疹，奇痒难忍。本病与古代文献中"粟疮"的论述相似。相当于西医的痒疹。（图3-12-1）

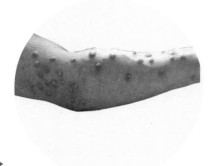

图3-12-1　痒疹　▶

二、病因病机

　　本病或因外感风、湿、热等外邪，聚结于肌肤；或因饮食不节，脏腑功能失调，湿热内生，日久则生热化火，伤阴耗血，血燥生风，肌肤失养，而致本病。

三、诊断要点

❶
皮疹多为红斑、丘疹、结节损害。

❷
对称孤立发生，好发四肢伸侧，尤以上肢明显。

❸
伴剧烈瘙痒。

四、辨证论治

粟疮（痒疮）的有风湿郁热证、血瘀风燥证均可以采用放血疗法治疗，主要是采用点刺法，操作部位主要是皮损局部。

放血治疗前准备：依据皮损部位或腧穴位置，嘱患者取坐位或卧位，充分暴露皮损区或腧穴位置。治疗以皮损或腧穴为单位，局部行常规消毒。

风湿郁热证

证候 见于发病早期。以淡红色风团样丘疹为主，剧烈瘙痒，较多抓痕、血痂或水疱、脓疱；伴纳呆，大便稀溏，小便黄。舌红，苔黄，脉数。

治则 引热外达，除湿化瘀。

操作要点 一般选皮损局部，施术者在被刺部位或其周围用推、揉、挤、捋等方法，使局部充血，用三棱针或其他针具点刺时，用一手固定被刺部位，另一手持针，露出针尖3～5mm，对准所刺部位快速刺入并迅速出针，进出针时针体应保持在同一轴线上，点刺后可放出适量血液或黏液，以微出血为度，点刺后可配合拔罐，留罐5分钟后，用干棉签擦去血液，针孔再次消毒。

疗程 隔日治疗1次，3～5次为1个疗程。

五、按语

痒疹是一组急性或慢性炎症性皮肤病的总称。一般临床上分为小儿痒疹和成人痒疹。好发于四肢伸侧瘙痒性的皮肤病。皮肤损害多是孤立的丘疹或结节，愈后留以色素沉着，局部皮损处有剧烈瘙痒。多见于儿童及中年妇女。本病发病原因不明，多认为与变态反应有关，也与虫咬、病源感染、胃肠功能障碍、内分泌失调、遗传、气候变化及神经精神因素有关。本病中医认为主要是因禀赋不耐，湿热内蕴，加之情志内伤，饮食不慎，外邪侵袭，以致内外合邪，郁于血分，蕴阻肌肤，日久耗伤阴血，或瘀血凝滞所致。以皮损为较坚实的丘疹，伴有剧烈瘙痒为特征。

放血疗法治疗痒疹的理论基础主要是活血化瘀，继而血行风灭，这样一来，瘀去则皮损减轻；风灭则瘙痒缓解。

粟疮（痒疹）的两个证型：风湿郁热证、血瘀风燥证，均可以采用放血疗法治疗，主要是采用点刺法，操作部位主要是皮损局部。

六、注意事项

● 治疗时，忌过深，建议刺达皮下。

● 放血后应避免马上洗浴，切忌用手搔抓。

第五章 **动物性皮肤病**

一、定义

　　虫咬皮炎是被致病虫类叮咬，接触其毒液或虫体的毒毛而引起的皮炎的总称。较常见的致病虫有蠓、螨、隐翅虫、刺毛虫、跳蚤、虱类、臭虫、蜂等。其临床特点因致病虫不同而各有差异，主要表现为皮肤上呈丘疹样风团，上覆针尖大小瘀点、丘疹或水疱，呈散在性分布。本病属于中医学"虫毒"范畴。西医亦称之为虫咬皮炎。

二、病因病机

　　本病多因夏、秋之季，诸虫繁生，虫喜叮咬人皮肤或以毒刺刺入，虫毒乘隙而入，郁而化热、生湿，郁阻于肌肤而发病。甚者入于营血，侵及脏腑而病情危重。

三、诊断要点

❶ 多发于夏秋季节。

❷ 好发于暴露部位。

❸ 皮损以丘疹、风团或瘀点为多见，亦可出现红斑、丘疱疹或水疱，皮损中央可见有刺吮点，散在分布或密集成片。

❹ 自觉有不同程度的瘙痒。

四、辨证论治

虫咬皮炎临床分为热毒蕴结证、脾虚湿盛证等证型，都可以使用放血疗法。一般选用梅花针叩刺法，部位选取皮损局部。

放血治疗前准备：依据皮损部位，嘱患者取坐位或卧位，充分暴露皮损区或腧穴位置，局部行常规消毒。

热毒蕴结证

证候 虫叮咬后，皮肤起红色风团，瘙痒剧烈或局部红肿痒痛，严重者溃脓，或头痛、恶心呕吐。舌质红绛，苔黄，脉滑。

治则 清热解毒，散结止痒。

操作要点 令患者取舒适体位，梅花针及病灶局部皮肤常规消毒后，左手拇、示指固定红肿结节处，右手持梅花针运用腕部的力量垂直快速而有力地叩刺硬结或丘疹5~10下，中等刺激，至硬结处出现轻微渗血为止，取合适口径的火罐（火罐口径一般应大于叩刺的范围）用闪火法迅速吸附叩刺部位，再留罐10～15分钟。若水肿性红斑范围超过10cm或有糜烂渗出者，用梅花针叩刺时，应由病变外缘环形向中心叩刺，然后再拔罐，可隔日再治疗1次。起罐后，用75%的乙醇棉球擦拭。

五、按语

虫咬皮炎，发病急骤，患部鲜红灼热，痒痛剧烈。皮疹多为斑块状、点状或片状的水肿性红斑，其上可寻到虫咬痕迹点，甚者有糜烂面。有的红肿范围快速增大，迅速引起局部的气血凝滞，经脉瘀阻。虫咬皮炎的热毒蕴结证、脾虚湿盛证都可以使用放血疗法。《灵枢·小针解》："宛陈则除之者，去血脉也。"刺络放血加拔罐属于局部治疗，是中医活血祛瘀法的具体运用，能祛瘀通络，行气活血，迅速消除和改善局部组织的充血水肿，改变局部的微循环障碍，使瘀血尽去、新血生、邪热出、经脉畅通，在极短的时间内减轻病人的痛苦，具有明显确切的疗效。

六、注意事项

● 治疗当天应保持局部清洁，勿用水洗。

● 耳、头、面部蚊虫叮咬处，不宜用梅花针叩刺，可用15mm（5分）针浅而快速刺几下叮咬处，挤按出血，用乙醇棉球擦拭即可。

第六章 6 红斑鳞屑性皮肤病

第十四节 白疕（银屑病）

一、定义

白疕是一种以红斑、丘疹、鳞屑为主要表现的慢性复发性炎症性皮肤病。其临床特点是在红斑基础上覆以多层银白色鳞屑，刮去鳞屑有薄膜及点状出血点。古代文献记载有"松皮癣""干癣""蛇虱""白壳疮"等病名。本病相当于西医的银屑病。（图3-14-1）

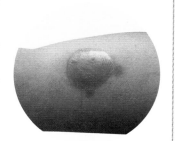

图3-14-1 寻常型银屑病 ▶

二、病因病机

本病总因营血亏损，血热内蕴，化燥生风，肌肤失于濡养所致。初期多为风寒或风热之邪侵袭肌肤，以致营卫失和，气血不畅，阻于肌表；或兼湿热蕴积，外不能宣泄，内不能利导，阻于肌表而发。病久多为气血耗伤，血虚风燥，肌肤失养；或因营血不足，气血循行受阻，以致瘀阻肌表而成；或禀赋不足，肝肾亏虚，冲任失调，营血亏损，而致本病。

三、诊断要点

❶ 红斑或丘疹上覆有厚层银白色鳞屑，抓之脱落，露出薄膜，刮之有出血点，即可诊断为寻常型银屑病。

❷ 有寻常型银屑病的皮疹，兼有密集米粒大小的脓疱，脓液培养无细菌生长，或伴有发热等全身症状，即为脓疱型银屑病。

❸ 有银屑病史或有其皮疹，伴有关节炎症状，远端小关节症状明显，但类风湿因子阴性者，可诊断为关节病型银屑病。

❹ 全身皮肤弥漫性潮红、浸润肿胀，伴有大量脱屑，可见片状正常皮肤（皮岛），表浅淋巴结肿大，血白细胞计数增高，全身症状明显者，可诊断为红皮病型银屑病。

四、辨证论治

放血疗法一般用于白疕血瘀证，相当于静止期，尤其是一些斑块型银屑病；白疕血热证，由于处于进行期，存在同型反应，一般禁用放血疗法；严重的红皮病型银屑病、脓疱型银屑病，应视病情及患者体质情况而定，一般不做放血治疗。

放血治疗前准备：依据皮损部位或腧穴位置，嘱患者取坐位或卧位，充分暴露皮损区或腧穴位置。治疗以皮损或腧穴为单位，局部行常规消毒，治疗手法以辨证分型为依据。

血瘀证

证候 皮损鲜红，新出皮疹不断增多或迅速扩大，瘙痒较重；可伴有心烦易怒，咽部部血，口干，小便黄，大便干。舌质红或绛，脉弦滑或数。

治则 活血化瘀，行气通络。

操作要点 点刺法或散刺法。一般选用皮损处或大椎、膈俞、肝俞、肺俞，施术者在被刺部位或其周围用推、揉、挤、捋等方法，使局部充血，用三棱针或其他针具点刺时，用一手固定被刺部位，另一手持针，露出针尖3～5mm，对准所刺部位快速刺入并迅速出针，进出针时针体应保持在同一轴线上，点刺后可放出适量血液或黏液，以中等出血量为宜，刺血后可配合拔罐，留罐5～10分钟后，用干棉签擦去血液，针孔再次消毒。

疗程 隔日治疗1次，3～5次为1个疗程。局部可酌情配合艾灸、温针灸治疗以温经通络。

五、按语

白疕相当于现代医学之银屑病，是一种常见的红斑鳞屑性皮肤病，《医宗金鉴·外科心法要诀·白疕》记载："此证俗名蛇虱，生于皮肤，形如疹疥，色白而痒，搔起白皮。"本病多因情志内伤或饮食失节，气机壅滞，郁久化火，毒热伏于营血，或复受风热毒邪而发病；若病久或反复发作，阴血被耗，气血失和，化燥生风或经脉阻滞，则气血凝结，肌肤失养。括其病机，总不外气血之失调，初期气机郁滞，血热偏盛，表现为"血热"，随病情发展，血热耗气伤津，表现为"血燥"，热扰营血，郁久不解，则耗伤阴血，血行不畅，则瘀血内阻于经络肌肤腠理，形成"血瘀"之证。据《灵枢·小针解》指出："菀陈则除之者，去血脉也。"即凡郁滞过久的疾病均可用刺络放血治疗。又如《素问·调经论》也说："气有余则泄其盛经，出其血。""病在脉，调之血；病在血，调之络。"说明了气血与经络之间有着不可分割的联系。当经络气血郁滞、经气不畅时当用刺络放血的方法加以疏通。又如贺普仁老中医所说："凡诸证气机不调、血脉凝涩之顽证，非毫针微通所及。"故贺老提出"以血行气""以血带气"的刺络放血法，以强令血气经脉通行，逼邪气随血外出，以祛瘀通闭，疏通脉络，使经气通畅，营血顺达，起到血行气通、血气调和之目的。正所谓顽疾痼疴，其血气凝涩，如泥淤渠道，非强力掘而不通。配合艾灸、温针治疗以温经通络，活血化瘀，血瘀证表现为气血凝滞于经络肌肤腠理，阴邪初现，血瘀即为阴，有赖于气之推动，如《难经·二十二难》："气主煦之，血主濡之"；又如《素问·调经论》："血气者，喜温而恶寒，寒则泣不能流，温则消而去之。""寒独留则血凝泣，凝则脉不通。"血气寒则凝聚不通，故借艾灸、温针灸之火热，得温则流通，"以热引热"，可助气血通行于经络。

六、注意事项

- 被刺部位要严格消毒，防止感染。
- 围产期妇女及婴幼儿慎用。
- 精神过于紧张、饥饿、疲劳患者不宜用。

- 操作必须迅速、轻巧，不可深刺，避免刺伤动脉。

- 对初治患者应进行解释，以配合治疗。在治疗过程中，应对患者的皮肤状况进行密切观察，其中包括苔藓样变、色素沉着、血痂及抓痕等，如出现原有皮损加重或出现新发皮损，应立即停止放血治疗。

- 注意血压、心率变化，注意晕针或晕血的发生。

- 出血较多时，患者宜适当休息10~30分钟后离开。

- 医者避免接触患者所出血液，注意消毒，防止交叉感染。

- 放血处当天不宜着水，以防感染。

- 白疕血热，由于处于进行期，存在同型反应，一般禁用放血疗法。

- 严重的红皮病型银屑病、脓疱型银屑病，应视病情及患者体质情况而定，一般不做放血治疗。

- 贫血、大失血、凝血机制障碍的患者。

- 皮肤严重糜烂破溃处、明显感染部位禁用。

- 面部三角区、眼周慎用本法。

- 血管瘤部位、原因不明的肿块部位禁刺。

- 传染性疾病、糖尿病伴血糖控制不佳者不宜使用本法。

第七章

皮肤附属器性皮肤病

一、定义

粉刺是一种颜面、胸背等处毛囊、皮脂腺的慢性炎症性皮肤病。其特征为散在颜面、胸、背等处的针头或米粒大小皮疹，如刺，可挤出白色粉渣样物，故称粉刺。古代文献又称之为"皶""痤""面疱""皶疱""肺风粉刺""酒刺"等，俗称"暗疮""青春痘"。本病相当于西医的痤疮。（图3-15-1）

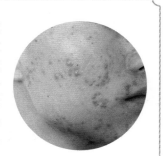

图3-15-1　痤疮

二、病因病机

本病多因素体阳热偏盛，肺经蕴热，复感风邪，熏蒸面部而发；或过食辛辣肥甘厚味，助湿化热，湿热蕴结，上蒸颜面而致；或因脾气不足，运化失常，湿浊内停，郁久化热，热灼津液，煎炼成痰，湿热浊痰瘀滞肌肤而发。

三、诊断要点

❶ 常见于青年男女。

❷ 多发于颜面、上胸、背部等皮脂腺丰富的部位。

❸ 初起多为细小皮色丘疹，白头或黑头粉刺，接着出现脓疱，严重可有结节、囊肿。反复发作或挑刺后，留下凹凸不平的疤痕及色素沉着。

❹ 一般无明显全身症状，可有轻微瘙痒或疼痛。

四、辨证论治

放血疗法治疗粉刺，视皮损不同，可使用点刺法、火针放血法等。

放血治疗前准备：依据皮损部位，嘱患者取卧位或俯卧位，充分暴露放血区域。治疗以皮损局部、阿是穴、十二经穴位、耳穴为主，局部行常规消毒，治疗手法以辨证分型为依据。

肺经风热证

证候 丘疹色红，或有痒痛，粉刺较丘疹为多，秋冬或雾霾季节加重，皮肤为混合型偏干，平素易口唇干燥；大便干或小便偏黄。舌红，苔薄黄，脉浮数。

治则 宣肺清热、泻火解毒。

选穴 耳尖、大椎、肺俞、胃俞等。

 操作要点 ❶ **耳尖放血** 患者取坐位，术者先用拇、食指将患者耳尖部推擦揉捻至发热充血，再将耳郭由后向前对折，取准耳尖穴，常规消毒后，用一次性5号注射针头迅速点刺1~2下，挤出鲜血8~10滴，待出血停止后以无菌干棉球按压针孔，并以75%酒精棉球清理创口周围血迹。

❷ **点刺法** 俯卧位，暴露后背，选取大椎、肺俞或者胃俞穴，常规消毒后用一次性5号注射针头迅速点刺2~3下，深0.2~0.3cm，以刺破表皮，然后在点刺处用闪火法拔罐，以每穴出血1~2ml则取罐，取罐后用消毒干棉球擦净，并以75%酒精棉球清理创口周围血迹。

 疗程 隔日治疗1次，连续治疗4周。

湿热蕴结证

 证候 皮损红肿疼痛，或有较多脓疱，伴有面部脂溢增多，口中异味，便秘或便溏，小便黄，可伴有脂溢性脱发，口干不欲饮水，四肢沉重感；舌红或暗红，苔黄腻或白腻，脉滑数。

 治则 清热利湿、凉血散结。

 选穴 选穴胃俞、内庭等。

 操作要点 **点刺法** 患者俯卧位，暴露后背，选取胃俞穴75%酒精常规消毒后用三棱针点刺出血，然后在点刺处拔罐5分钟左右，取罐后用消毒干棉球擦净即可。再嘱患者仰卧，取内庭三棱针点刺，挤压放血，直至血的颜色由紫红变为鲜红为止。

疗程 隔日治疗1次，2周为1个疗程。

血瘀痰凝证

证候 皮损以结节、囊肿为主，可伴有粉刺、丘疹、脓疱、窦道、瘢痕等多形损害；面颊晦暗无光泽，平素乏力易疲倦，女性可伴有月经不调；舌暗红或紫黯，苔薄黄，脉滑。

治则 活血祛痰、通络散结。

选穴 皮损局部、金津玉液、肢体浅表血络瘀血处、膀胱经等。

其中有舌下静脉瘀血者，予以金津玉液放血治疗；无舌下静脉瘀血体征者，根据患者局部瘀血体征予以刺络放血。局部瘀血体征放血分两种情况，如发现患者有肢体浅表血络瘀血者（肘窝部、腘窝部静脉瘀血），局部刺络放血；如未发现血络瘀血者，在背部膀胱经、督脉拔罐后出现紫黑的部位放血。

操作要点 ❶ 局部皮损点刺　患者卧位，充分暴露皮损处，用2%安尔碘严格消毒皮损局部。皮损为囊肿者，用一次性注射针头挑破脓头或表皮，拔罐吸脓；皮损为聚集反复发作者，找出其中最大的脓头挑破，拔罐吸脓；皮损为暗印者，轻轻点刺以小罐拔出瘀血。挑刺时动作轻柔，避免损伤四周皮肤，以免留下瘢痕；要尽量排净内容物，创口凝血后再次用2%安尔碘严格消毒。

❷ 金津玉液穴放血　患者坐位，嘱患者翘起舌头，用一次性注射针头点刺金津玉液穴，待血流出，嘱患者将血轻轻吐出，再用力翘起舌头，以便血顺畅流出，反复几次，使之出血1～2ml，待无明显出血后用温水漱口数次。

❸ 肢体浅表瘀血部位刺络放血　患者卧位，用75%酒精棉球消毒放血局部，待酒精挥发干后，在静脉曲张最明显处轻轻点刺，放血量要依患者体质状况而定，如形体消瘦柔弱，气力不足者，每次放血量和部位不宜过多，用2%安尔碘消毒出血局部。

 每周3次，4周为1个疗程，共治疗3个疗程。

五、按语

粉刺早在《内经》中就有记载，以《医宗金鉴·外科心法要诀》中描述最详："此证由经血热而成，发于面鼻，起碎疙瘩，形如黍屑，色赤肿痛，破出白粉汁"中医学认为该病多由于肺胃积热，湿热火毒上熏于颜面；或肺经风热外侵，郁热于面部；或饮食不节，过食辛辣及油腻等食物，以及消化不良、便秘，形体肥胖，痰湿浊毒蒸于面；或由于肝气郁结，肝郁化火上熏于颜面；湿热火毒蕴结日久，化脓成瘀所致。刺络放血疗法是中医学的独特疗法，耳尖放血具有清热解毒及消肿止痛，疏通气血，祛瘀生新的作用。《灵枢·九针十二原》记载："宛陈则除之"。《素问·气血形志》篇曰："凡治病必先去其血"。大椎穴属督脉，是手、足三阳经交会穴，点刺大椎穴能泻热解毒。对于局部的气血瘀滞采用放血疗法以解其壅涩，使气血调和、经络得通。《灵枢·口问》云："耳者，宗脉之所聚也。"耳与经络、脏腑有着密切的联系，耳尖放血能使脏腑火热毒邪随血外出而泄，具有清热解毒、祛瘀通络等作用。《素问·调经论》："病在脉，调之血；病在血，调之络"；《素问·三部九候论》："索其结络脉，刺其出血，以见通之"。说明可通过放血来通利脉道、治疗病在血分的疾病，"无令恶血得入于经，以成其疾"，是一种最直接最快捷地改善血液循环的传统中医治疗方法。

名家经验：国医大师贺普仁教授强通法。

取穴：耳尖、背部痣点。耳尖穴用速刺法。

操作要点：针刺前先将耳尖穴周围用手指向针刺处挤按，使血液聚集于针刺部位，消毒后以左手拇、食、中指夹紧被刺部位，快速刺入1分左右，迅速出针，挤出鲜血数滴，再用干棉球挤压。背部痣点位于背部五脏俞附近，用挑刺拔罐法。配合辨证取穴，采用针刺法。肺经风热：肺俞；胃肠湿热：胃俞、大肠俞；脾失健运：脾俞；冲任不调：膈俞。

六、注意事项

● 治疗前要保证患者是处于平稳状态，即不过饥不过饱，不过度疲劳、心情放松。

● 如出现晕针晕血者，立即拔针，给患者饮用温开水，让患者处于舒服放松的体位。症状不能缓解者，酌情针刺或艾灸人中、内关、百会等穴。

- 如有不慎刺破血管出血者，可用消毒棉球在局部加压止血，局部有瘀斑者嘱患者24小时后热敷可促进瘀斑消退。
- 如为瘢痕体质，或对外观有较完美要求的患者在颜面部或暴露部位尽量避免使用手法较强的刺络放血方法。

第十六节 酒渣鼻（酒渣鼻）

一、定义

酒渣鼻是一种发生在颜面中部，以红斑和毛细血管扩张及丘疹、脓疱为主要表现的慢性皮肤病。因鼻色紫红如酒渣故名。古代文献又称之为"酒糟鼻""酒齄鼻""齄鼻""赤鼻""酒皶""鼻准红赤"等，俗称"红鼻子"。本病西医亦称之为酒渣鼻。（图3-16-1）

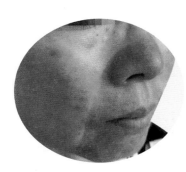

图3-16-1 酒渣鼻（由李铁男团队供图）

二、病因病机

本病多因肺胃积热上蒸，复感风寒外袭，血瘀凝结而成；或嗜酒之人，酒气熏蒸，郁而化火，上熏于面所致；或病久邪热稽留，气血运行受阻，致气滞血瘀，郁结肌肤而成。

三、诊断要点

1 多发于成年人及中年人，女性多于男性，但男性患者病情多较重。

2 皮损好发于颜面的中央部，如鼻尖、鼻翼、前额、眉间、双颊及下颏，对称分布，常伴皮脂溢出症。

3 局部以毛细血管扩张、皮脂腺及结缔组织增生为主，有红斑、丘疹、脓疱等临床表现。

四、辨证论治

放血疗法用于酒渣鼻，视皮损不同，一般使用点刺法等。

放血治疗前准备：依据皮损部位，嘱患者取卧位或俯卧位，充分暴露放血区域。治疗以阿是穴或常用十二经穴位或耳穴为主，局部行常规消毒，治疗手法以辨证分型为依据。

肺胃热盛证

 治则 清泄肺胃积热。

 操作要点 **1** 皮损局部点刺法　将皮损处常规消毒后，用毫针迅速点刺红斑处，点刺的深度约0.5～1mm，密度约10个/cm²，对于毛细血管扩张显著者，在其扩张的毛细血管上反复点刺，使其被充分离断，血液自动流出，以弥漫性渗血为度。

❷ 穴位点刺法　取少商、商阳、迎香穴。常规消毒后，用三棱针点刺上述穴位，以速刺使其出血，约10~15滴，日1次。

疗程　每周1次，2周为1个疗程。

血热毒蕴证

证候　多见于丘疹脓疱型，在红斑上出现丘疹、脓疱，毛细血管扩张明显，局部灼热；伴口干、便秘；舌质红，苔黄，脉数。

治则　凉血清热解毒。

取穴　素髎穴、鼻部扩张的毛细血管等。

操作要点　患者取正坐仰靠或仰卧位，鼻部常规消毒，再以消毒后的微针点刺鼻尖部素髎穴3~5次，放血量3滴左右，再在鼻部扩张的毛细血管处，直接点刺，放血量为10滴左右，使血分热邪火毒外泄。

疗程　每周治疗2次，点刺放血共治疗3~4周。

血瘀凝滞证

证候　多见于鼻赘期，鼻部组织增生，鼻头紫红肥大，呈结节状，毛孔扩大；舌质暗红，苔黄，脉沉涩。

治则　活血化瘀散结。

操作要点

选穴：局部皮损肥厚处、金津玉液、局部瘀血体征处。

有舌下静脉瘀血者，予金津玉液放血治疗；无舌下静脉瘀血体征者，根据患者局部瘀血体征予以刺络放血。局部瘀血体征放血分两种情况，如发现患者有肢体浅表（肘窝部、腘窝部血络瘀阻）、胁肋或者少腹两侧血络瘀血者，局部刺络放血；如未发现血络瘀血者，在背部膀胱经、督脉拔罐后出现紫黑的部位放血。

❶ 金津玉液点刺放血　首先让患者保持坐位，让患者把舌头向上卷起来，医生左手固定患者的头部，右手用注射针头点舌下静脉，力量和刺入的深度要适中，待血流出来后让患者将血液吐出来，然后再次卷起舌头促进血液流出，重复进行几次，使之出血1～2ml，由于血液黏稠度高，故此过程中让患者多次温水漱口帮助血液顺利流出，待血液流动不明显时用3～4只棉签放于患者舌下以促进凝血。

❷ 肢体浅表瘀血部位刺络放血　患者卧位，用75%酒精棉球消毒放血局部，待酒精挥发干后，在静脉曲张最明显处轻轻点刺，或在拔罐的罐印紫黑最明显部位用一次性针头点刺3～4次，再定罐，放血量要依患者体质状况而定，如形体消瘦柔弱，气力不足者，每次放血量和部位不宜过多，定罐后要尽快去罐，去罐后用2%安尔碘消毒出血局部。

五、按语

《素问·热论》中曰；"脾热病者，鼻先赤。"认为脾热为病因之一。隋·巢元方《诸病源候论·酒齇候》中指出本病是由长期饮酒，致脾胃之热上冲头面，复遇风寒冷气，与之搏结，故鼻面生齄。《东垣十书》也对饮酒与酒渣鼻的关系作了进一步地解释，认为酒性辛发，善行而喜升，长期饮酒之人，酒气炎上，蒸于鼻面，血分热盛，与阴气相搏，致污浊凝结阻滞，故皮损色先紫而后黑也。

中医学认为，气血为人之根本，能够濡养周身脏腑器官，并维持机体的基本生命活动。气血在脉中的正常运行，能使人体的各种生理功能得以正常发挥。而经络能够沟通联系人体的表里内外，内属腑脏，外络肢节，从而维持机体的平衡。若经络运行障碍或气血的功能失常，就可能会导致疾病的发化。因此，古代治疗疾病时，尤其重视放血的治疗方法，正如《素问》中所言："治病必先去其血"。《灵枢》也提出了"宛陈则除之"的观点，须"通其经脉，调其血气"，通过刺络放血的方法，从而达到调和气血、调整阴阳、扶正祛邪、疏通经络等积极的治疗作用。

少商、商阳分别为肺经、大肠经井穴，迎香穴为手足阳明交会穴，点刺放血此三穴既可通局部血脉，又可达清泻肺胃肠腑积热之功。素髎为督脉穴，位于鼻尖，故可治疗鼻病，属局部治疗作用。《医经理解》曰："人之胚胎，鼻先结形，故谓是太始之骨也"。所以古人将鼻看做人一身之始，可见素髎位居鼻祖，可谓人之阴阳之始，取用素髎治之，可平衡阴阳，使之阴平阳秘。素髎又为督脉穴，督脉入络脑，分支联心，刺素髎又可调督脉，开窍醒神、宁心安神、调理情致，改善内分泌失调。点刺扩张的毛细血管，放出少量血液，以外泄内蕴之热毒，达到治疗疾病的一种方法，具有消肿止痛、祛风止痒、开窍泄热、通经活络之功效。

六、注意事项

- 注意无菌操作。

- 准确控制点刺深度。

- 渗血停止后用碘伏消毒术区，同时嘱患者不能搔抓，24小时内不能沾水，以防感染。

第十七节　面游风（脂溢性皮炎）

一、定义

面游风是一种因皮脂分泌过多而引起皮肤上出现红斑、上覆鳞屑的慢性炎症性皮肤病。因其多发于面部，表现为皮肤瘙痒、脱屑，故称之为面游风。古代文献又称之为"白屑风""钮扣风""眉风癣"等。本病相当于西医的脂溢性皮炎。（图3-17-1）

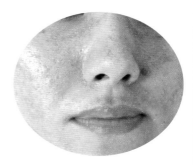

图3-17-1　面游风（脂溢性皮炎）

二、病因病机

本病多因风热之邪外袭，郁久耗伤阴血，阴伤血燥，或平素血燥之体，复感风热之邪，血虚生风，风热燥邪蕴阻肌肤，肌肤失于濡养而致；或由于恣食肥甘油腻、辛辣之品，以致脾胃运化失常，化湿生热，湿热蕴阻肌肤而成。

三、诊断要点

1 多见于成人，婴幼儿也时有发生，男性多于女性，有皮脂溢出体质，在皮脂过度溢出基础上发生。

2 好发于头皮、颜面、躯干等皮脂腺分布较丰富的部位。其中颜面部好发于眉间眉弓、鼻唇沟、胡须部；躯干部好发于前胸、颈后及上背部、腋窝、脐窝、腹股沟等位置。少数重症患者可泛发全身。

3 皮损边界清楚，形态大小不一，初起为毛囊周围红色小丘疹，继而融合大小不等的暗红或黄红色斑片，覆以油腻性鳞屑或痂皮，可出现渗出、结痂和糜烂并呈湿疹样表现。

4 头皮等处损害严重时可伴有毛发脱落，面部可与痤疮并发，皱褶处皮损常出现类似湿疹样改变。

5 患者自觉不同程度瘙痒。

6 病程慢性，反复发作，时轻时重。

四、辨证论治

放血治疗前准备：依据皮损部位，嘱患者取卧位或俯卧位，充分暴露放血区域。治疗以阿是穴或常用十二经穴位或耳穴为主，局部行常规消毒，治疗手法以辨证分型为依据。

风热血燥证

证候 多发于头面部，淡红色斑片，干燥脱屑，状如糠秕，瘙痒，遇风加重，或见头发干枯无光泽，脱落；伴口干渴，大便干燥，舌质红，苔薄白，脉细数。

治则 祛风清热、养血润燥。

操作要点 ❶ 割耳疗法 治疗部位为耳屏与耳轮中上部，具体操作：医者揉捏患者双侧耳屏与耳轮中上部少时，使局部充血，聚维酮碘消毒，医用手术刀片10号，每个部位横向划割2～3处，深度约1～2mm，以血液渗出为度，放血3～5滴。若出血不畅，可由周边向刀口处挤压，放血后划割处外敷云南白药粉按压。嘱患者治疗伤口处保持干燥、禁止沾水。
疗程：1周割耳2次，持续2～3周。二次放血部位为前次伤口上下1～2mm处。
❷ 穴位放血疗法 取大椎、灵台穴，用三棱针点刺血放血，在穴位上闪火拔罐各5分钟。
疗程：每周2～3次，治疗4周为一个疗程。

胃肠湿热证

证候 发于头面或泛发全身，皮损为潮红斑片，有油腻性痂屑，甚至糜烂、渗出；伴口苦口黏，脘腹痞满，小便短赤，大便臭秽；舌质红，苔黄腻，脉滑数。

治则 清热除湿、理气通腑。

操作要点 ❶ 点刺法　取大椎、肺俞（双）、脾俞（双）、肝俞（双）、膈俞（双）。用大三棱针在选取的穴位上，常规消毒后，快速点刺，然后加拔大火罐，留罐5分钟，每次选取2～3个俞穴（交替、交错使用）。疗程：1周治疗2次。疗程一般3～5周。

❷ 梅花针叩刺法　取大椎、脾俞、胃俞等穴位。常规消毒后，用梅花针叩刺，刺至渗血，在穴位上闪火拔罐各5分钟，隔日1次。

疗程：1周治疗2次。疗程一般3～5周。

五、按语

《灵枢·口问》云："耳者，宗脉之所聚也".割耳疗法属于民间疗法，多数是世代行医者代代相传而流传至今。耳部割治放血部位亦不尽相同，耳背静脉、耳尖、耳屏、耳轮或它处均有，放血量亦有不同，或多或少。其治疗疾病多为皮肤病，且以瘙痒性疾病居多。中医认为"诸痛痒疮，皆属于心"而"十二经脉、三百六十五络，其血气皆上于面而走空窍……其别气走于耳而为听。别气者，心主之气也"

（《灵枢·邪气脏腑病形》）。《素问·金匮真言论》亦云："南方赤色，入通于心，开窍于耳，藏精于心"。可知耳部经穴与内脏关系密切，尤以心脏为重。心主火，火亢则血热，热甚则痛，热微则痒。故《内经》中痛证、疮疡、瘙痒诸证之病机统统归属于心。另"心主血脉"因其五行通于夏气而为火脏，为阳中之太阳。痒者，表皮之疾也，心为阳而布于表。故通过割耳疗法起到除血热、泻心火、祛游风、止瘙痒的功效。

刺络拔罐法是刺络放血与拔罐相结合的一种综合疗法，是在《灵枢·官针》论述的九针中的刺络发展而来。《内经》提出"血实者决之"，"宛陈则除之者，去血脉也"的刺血原则，说明刺络出血可排出瘀血以祛毒，疏通经络，调节脏腑气血，协调人体功能。配以拔罐，可增强养血和血、通经活络之功。现代医学也认为：刺络拔罐时，由于血液的排出和局部的温热作用，可改善局部血液循环，促进人体新陈代谢，加强网状内皮系统的吞噬作用，有利于消散炎症。其次，火罐内负压的吸引力使局部组织高度充血、瘀血引出自家溶血现象，由于类组织胺物质的产生刺激各器官，增强其功能活动，提高机体的免疫力。再者，负压和刺络产生的机械刺激通过反射途径传到中枢神经系统，发挥其对神经体液、精神活动的调节，改善血管机能，改变血液成份，促使有害有毒物质的排出。从而达到促进新陈代谢，治疗疾病的目的。临床上根据"外治之理即内治之理""内病外治"之理，认为刺络拔罐疗法能通瘀化滞、清热化痰、降气通结，又能激发督脉之经气，振奋全局之阳气，使经气疏通。因此，刺络放血不仅能治疗疾病，而且还增强体质，预防某些疾病发生的作用。

六、注意事项：

- 对于面部皮肤病，面部皮肤薄嫩，建议选用针尖较细、损伤小的工具，一般选用一次性注射器针头，治疗时采用挑刺法，疼痛较轻，患者能够耐受，放血量也能满足。

- 放血量的有效控制，是保证疗效的关键因素。虚证之人，需注意防止放血过多，伤及正气外。实证之人，放血量可适度增加。

- 临床中放血疗法应用时，若能辅以其他治疗方法，如针灸、拔罐、耳穴压豆等，可起到相得益彰的效果，不仅临床效果得到提升，而且临床应用的适应证能进一步扩展。

第十八节　疔毒（毛囊炎）

一、定义

　　疔毒是一种生于肌肤浅表部位，以局部红、肿、热、痛，突起根浅，肿势限局，脓出即愈为主要表现的急性化脓性疾病。古代文献记载从形态特征、发病时令以及部位而命名称之为"热疔""恶疗""软疖""时毒暑疖""蝼蛄疖""发际疮""坐板疮"等。本病相当于西医的毛囊炎。

二、病因病机

本病常因内郁湿火，外感风邪，两相搏结，蕴阻肌肤所致；或夏秋季节感受暑毒而生；或因天气闷热汗出不畅，暑湿热蕴蒸肌肤，引起痱子，复经搔抓，破伤染毒而成。

三、诊断要点

❶

好发于青壮年，或抵抗力差，营养不良的小儿，或消渴患者。

❷

或局限于一处，或散发全身，少则几个，多则数十个，多发于颈、背、臀部。

❸

皮损初起为红色毛囊性丘疹，数天后中央出现脓疱，周围有红晕，脓疱干涸或破溃后形成黄痂，痂脱落后一般不留瘢痕。

❹

疖肿此起彼伏，或间隔数月余又复发，缠绵难愈。

四、辨证论治

疖毒临床分为湿热内阻证、气阴两虚证等，均可使用放血疗法，以皮损几部操作为主，采用工具主要为三棱针、指尖采血针等，手法以点刺为主。

放血治疗前准备：依据皮损部位，嘱患者取俯卧位或仰卧位，充分暴露皮疹区。治疗以皮损为单位，局部行常规消毒。

湿热内阻

证候　病程较短，局部红肿或湿肿，压之外溢脓水，自觉疼痛绵绵不休，愈后遗留肥厚性疤痕，难以消尽；舌质红，苔黄或黄微腻，脉象濡数。

治则　引热外达，清热解毒。

操作要点　❶ 点刺法　点刺前局部用碘伏局部消毒。使用三棱针或指尖采血针。用一手固定、捏挤被刺部位；另一手持针，露出针尖，对准所刺部位快速刺入并迅速出针，以微出血为度。用干棉签擦去血液，针孔再次消毒。

疗程：一般隔日1次，治疗1～3次。

❷ 大椎放血治疗　用碘酒将患者大椎处消毒。然后再用75%酒精脱碘消毒。取经过消毒后的三棱针快速点刺大椎穴，一般点刺3～5下，点刺深度中等，再在大椎处快速拔上火罐放血，放血量视毛囊炎程度而定。

疗程：每3天1次。

❸ 血疗法 在双侧膀胱经上用酒精棉球消毒，医者用右手拇、食指挟持三棱针针柄，中指自然放于食指下针体下端以固定针体。在膀胱经上轻用力挑破皮肤，然后用双手拇、食指按压挑刺处，使其出一滴血，用消毒干棉球擦去血滴。在膀胱经上从大杼穴开始，至关元俞为止，等距离放血6～7处（指一侧膀胱经），每日1次。

疗程：1周治疗2次，3～5次为1个疗程。

五、按语

毛囊炎是因内郁湿热，外受风毒之邪，风热上壅或风湿热互相搏结而成。放血疗法具有开门驱邪的功效，即通排除局部血液，强开其门，早期使湿热浊毒之邪外出，祛邪引热、毒邪外出，使皮疹迅速消退；若病程迁延，正虚邪恋，形成瘀滞，放血疗法可以活血化瘀通络，及《内经》之"盛则泻之，菀陈则除之"的治疗原则。

名家经验：徐宜厚教授放血、针刺经验。

徐教授认为本病为内蕴湿热之邪，循足太阳膀胱经，上壅于枕部，督脉阳气被遏，不能温煦，郁而化毒所致。提出针刺及放血疗法：常用身柱、灵台、合谷、委中（放血）。施邪法，隔2天1次。

六、注意事项

- 疖肿较小，建议使用较细的毫针放血；
- 注意局部清洁，防止继发感染。

第十九节　油风（斑秃）

一、定义

油风是一种头发突然发生斑块状脱落的慢性皮肤病。其临床特点是脱发区皮肤变薄、光亮，感觉正常，无自觉症状。古代文献称之为"鬼舐头""鬼剃头"等。本病相当于西医的斑秃。（图3-19-1）

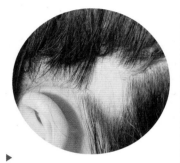

图3-19-1　斑秃　▶

二、病因病机

由于血虚不能随气荣养皮肤，以致毛孔开张，风邪乘虚侵入，风盛血燥，发失所养而成片脱落；或因情志抑郁，肝气郁结过分劳累，有伤心脾，气血生化不足，发失所养而致；因肝藏血，发为血之余，肾藏精，主骨生髓，其华在发，肝肾不足，精血亏虚，发失所养亦为本病主要原因。

三、诊断要点

1 头发脱落，呈圆形或不规则形，小如指甲，大如钱币或更大，少数全脱落。

2 局部皮肤无炎症，平滑光亮。

3 起病突然，无自觉症状，患者多在无意中发现。

4 病程缓慢，可持续数年或更久。

5 可发生于任何年龄，常在劳累，睡眠不足或有精神刺激后发生。

四、辨证论治

油风病临床分为心脾气虚证、肝肾不足证、肝郁血瘀证等，均可使用放血疗法，其中肝郁血瘀证最为适合，主要是使用梅花针叩刺法。

放血治疗前准备：患者取坐位或卧位，治疗以脱发区域为主，局部行常规消毒。

肝郁血瘀证

证候 病程长，头发脱落先有头痛和胸胁疼痛等症。常伴有气滞胸闷、肝脾肿大、胸胁胀痛、失眠多梦、烦躁易怒。舌质紫黯或有瘀斑，脉弦细。

治则 活血通络。

❶ 梅花针叩刺　将患者脱发区用常规消毒后，再用梅花针，反复叩刺脱发部。叩刺时用力要均匀，可用左手捏起脱发区后再叩刺以减轻疼痛，每处叩刺2~3分钟，直至局部头皮出现潮红、充血，甚至轻微渗血为度，用鲜姜切片、中药生发酊等外用药涂抹叩刺区。

疗程：隔日1次，10次为1个疗程，隔3天开始下1个疗程。

❷ 火针放血　所刺部位消毒后，使用中号火针在酒精灯上烧至白而发亮，依次点刺背部督脉、膀胱经第一侧线腧穴和腹部任脉及足阳明胃经腧穴；而后用毫火针，左手持酒精灯置于穴位附近，右手持针，待针身下1/3在酒精灯上烧至瓷白色时，对准斑秃区多点点刺，速刺疾退，从脱发区边缘向中心密刺，刺破即可，无需过深，以少量出血为度。

疗程：每周治疗1~2次，治疗2~3个月。

斑秃各个证型局部均可应用以上两种治疗方法，同时配合口服中药、药物外涂、毫针针刺以及艾灸等治疗可取的更好的效果。

　　治疗期间嘱患者生活作息应有规律性，在日常生活中尽量保持情绪的稳定，忌焦躁、忧虑、求愈心切，同时应保证充足的睡眠，忌疲劳过度。

五、按语

　　目前斑秃的病因尚无定论，多数学者认为与精神情志因素、心理创伤、内分泌障碍、自身免疫紊乱及遗传因素等有关。本病病机可能为血管运动中枢机能紊乱、交感及副交感神经功能失调，引起局部毛细血管持久性收缩，毛乳头供血障碍，引起毛发营养不良而导致毛发脱落。

中医学认为，肝藏血，发为血之余。肾主精，其华在发，精血同源互化，故毛发全赖精血充养而生长。斑秃多由肝肾不足，精血亏虚，或脾胃虚弱，气血生化无源，致血虚生风；或风邪乘虚入中毛孔，风盛血燥，发失所养；或肝气郁结，气机不畅，气滞血瘀，瘀血不去，新血不生，血不养发而脱落。督脉为诸阳之会，总督一身之阳气，可激发诸阳经之气，补气生血；任脉调节阴经气血，为"阴脉之海"，阴液是精血的一部分，滋养脏腑、经脉、骨髓。背部膀胱经上的肝俞、肾俞、膈俞滋补肝肾，养血活血生发；脾胃为后天之本，气血生化之源，增加气血来源，以滋养毛发再生。火针点刺以上经脉起到以热引热、行血祛瘀的作用，即借火开门放贼，引邪外出。《针灸聚英》："凡治瘫痪，尤宜火针，易获功效，盖火针大开其孔穴，不塞其门，风邪从此而出。"按现代医学的观点，火针点刺是通过皮肤-孙脉-络脉-经脉的传导，起到调整脏腑虚实、调和气血、通经活络等作用，促使机体恢复正常；并可以增强机体免疫机能，增加局部血液循环和白细胞的吞噬功能。

用梅花针叩刺脱发区，能使毛囊周围的血流量增多，气血运行旺盛，疏通经络，促使毛球细胞的分裂活动增加，从而增强毛囊的活性，以疏导局部气血，促进毛发好。有伴随症状者要配合针灸治疗，辨证取穴，施以补泻手法。

六、注意事项

● 梅花针叩刺要用左手提捏斑秃局部皮肤进行叩刺，可减轻疼痛，特别是对年龄小的患者很重要，以保证能连续治疗。

● 叩刺后可以结合涂药，如一些具有生发作用的酊剂等，或用生姜蘸涂，注意不可用生姜反复用力擦涂患处，以免破坏毛囊。

● 针刺时取穴每一针都要得气，补泻手法要正确，才能起到调节脏腑经络功能的作用，所有伴随症状消失，是毛发再生的关键。

第八章 **8**

色素障碍性皮肤病

第二十节　黧黑斑（黄褐斑）

一、定义

　　黧黑斑是一种发生于颜面部位的局限性淡褐色或褐色色素改变的皮肤病。中青年女性多发，临床变现为对称分布于暴露颜面部位的色素沉着斑，平铺于皮肤表面，抚之不碍手，压之不褪色。古代文献亦称之为"肝斑"。本病相当于西医的黄褐斑。（图3-20-1）

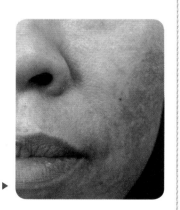

图3-20-1　黧黑斑
（由李铁男团队供图）▶

二、病因病机

本病多与肝、脾、肾三脏关系密切，气血不能上荣于面为主要病机。如情志不畅，肝郁气滞，气郁化热，熏蒸于面，灼伤阴血而生；或冲任失调，肝肾不足，水火不济，虚火上炎所致；或慢性疾病，营卫失和，气血运行不畅，气滞血瘀，面失所养而成；或饮食不节，忧思过度，损伤脾胃，脾失健运，湿热内生，上熏而致病。

三、诊断要点

1 本病多见于妊娠期、长期服用避孕药、生殖器疾患以及月经紊乱的妇女，也可累及中年男性。

2 多分布于前额、颧部或面颊的两侧。

3 皮疹为黄褐斑片深浅不定，淡黄灰色，或如咖啡，大小不等，形态各异，孤立散在，或融合成片，一般多呈蝴蝶状。

4 无自觉症状。

5 病程经过缓慢。

四、辨证论治

放血疗法使用于鼋黑斑肝郁气滞证、心脾两虚证及肝肾不足证三个证型，主要是针对背部"痣点"及辨证穴位。

挑刺拔罐前准备：备齐三棱针、火罐等物品，嘱患者俯卧位，充分暴露背部刺血部位，局部常规消毒。

肝郁气滞证

证候 多见于女性，面色无华，斑色深褐；伴有心烦易怒，胸胁胀满，口苦咽干，两乳作胀，月经不调或有痛经。舌红，苔薄白，脉弦。

治则 疏肝理气，化瘀通络。

操作要点 挑刺法 挑刺时先找到背部痣点及肝俞。术者手指消毒，然后以左手将背部痣点的皮肤捏起，并将其固定。再用握笔式把持针体，当挑刺时，使针尖快速刺入痣点皮肤，约5分许，随即迅速拔出。挑刺过程要迅速有力，有如蜻蜓点水，一触即离、再触再离，各点的深度要致。挑刺后立即在该处拔火罐，待罐内吸出定量血液后起罐，约5分钟。

五、按语

　　黧黑斑主要与性激素紊乱及自主神经系统功能紊乱有密切关系。此外，光照和外界物理因素刺激可使本病加重。另外，一些消耗性疾病也与本病的发生有关。还应注意春、夏季节少晒太阳，防止紫外线照射，也可涂防晒霜等以减少皮肤对紫外线的吸收。

　　"异点""痣点"古代医者早有重视。《黄帝内经太素》："五脏之道皆出于经隧，以行气血，血气不和，百病乃变化而生，故守经隧焉。阴络之色应其经，阳络之色变无常，随时而行。"这说明疾病的发生与卫气营血有关，并可借助经络的"通内达外"的生理功能，在体表的各部上出现各种反应点，而挑痣法正是利用了经络的这一生理功能，从治疗体表入手。再挑刺肝俞、脾俞、肾俞，进而调整相关脏器的生理功理，使五脏六脑之阴阳相互协调。加拔罐可促使局部出血，达到经气通畅、营卫调和、祛瘀生新之目的。

六、注意事项

- 一定要在无菌条件下施术，术后要保持患处清洁干燥无菌。
- 术后3～5日内不沾水，防止感染。
- 有出血倾向者禁用。

第九章 皮肤血管病

第二十一节 筋瘤（下肢静脉曲张）

一、定义

筋瘤是以筋脉色紫，盘曲突起如蚯蚓状，形成团块状为主要表现的浅表静脉病变。古代文献称之为"筋瘤"。本病相当于西医的下肢静脉曲张。

二、病因病机

本病多由于长期从事站立负重工作，劳倦伤气，或多次妊娠，气滞血瘀，血壅于下，结成筋瘤；或骤受风寒或涉水淋雨，寒湿侵袭，凝结筋脉，筋挛血瘀，成块成瘤；或因外伤筋脉，瘀血凝滞，阻滞筋脉络道而成。

三、诊断要点

1 好发于长久站立工作者或怀孕的妇女，多见于下肢。

2 早期感觉患肢坠胀不适和疼痛，站立时明显，行走或平卧时消失。

3 患肢浅静脉逐渐怒张，小腿静脉盘曲如条索状，色带青紫，甚则状如蚯蚓，瘤体质地柔软，抬高患肢或向远心方向挤压可缩小，但患肢下垂放手顷刻充盈回复。

4 在肿胀处发生红肿、灼热、压痛等症状。

5 病程久者，皮肤萎缩，颜色褐黑，易伴发慢性溃疡。

6 多普勒超声检查可探测出有静脉瓣膜功能不全。

四、辨证论治

筋瘤临床分为中气不足证、寒湿凝筋证、外伤瘀滞证等证型，其中寒湿凝筋证、外伤瘀滞证可使用放血疗法，一般采用火针点刺法，部位选取皮损局部，操作要点大致相同。

放血治疗前准备：嘱患者取坐位，患者脚下铺好一次性治疗巾，充分暴露下肢皮损区域，局部行常规消毒。

寒湿凝筋证

 证候 瘤色紫暗，喜暖，下肢轻度肿胀；伴形寒肢冷，口淡不渴，小便清长；舌淡暗，苔白腻，脉弦细。

 治则 温通经脉，活血化瘀。

 操作要点 选取曲张明显的血络。患者采取坐位，情绪紧张或年老体弱患者可采用卧位。选取中粗火针，点刺法。在患肢曲张明显的血管，常规消毒，再将火针于酒精灯上烧红，迅速准确地刺入皮肤，随针拔出即有紫黑色血液顺针孔流出，无须压迫止血，待血色变红或血流自止后用消毒干棉球将血渍擦净，后按压针孔。每周治疗1次，亦可根据患者皮肤恢复状况加以增减。

五、按语

下肢静脉曲张是指浅静脉出现的局限性、节段性囊状或圆柱状扩张，亦为下肢慢性静脉疾病常见的临床表现之一。中医称下肢静脉曲张为"筋瘤"，属于中医学"脉痹"范畴。中医认为，本病主要因"气虚"而致"血瘀"，这与静脉壁薄弱，静脉瓣关闭不全以及浅静脉持续高压导致浅静脉曲张的现代医学观点密切相关。现代医学采用的开放或微创手术、口服静脉活性药物、穿戴弹力袜等疗法，虽已证实有一定的疗效，但仍存在复发率高、并发症多、依从性差等问题。中医药疗法对于本病的治疗，具有疗效好、副作用少等优势。

火针放血疗法不仅可以排除瘀血，减轻局部瘀滞，缓解痛、胀等不适；而且可以通过机械性刺激，使静脉腔内形成无菌性炎症，进而使静脉闭塞废用，形成新的侧支循环取代。贺普仁教授认为"病多气滞"，主张"以通为顺"，治以火针刺络放血（强通法、温通法）结合毫针针刺血海（微通法）等。火针在《灵枢》中称为"燔针"，以火针刺络放血，可祛瘀生新，以血调气，火针温热之性亦有温通经脉之效。配以针刺血海可养血活血，扶正固本。

操作时选取曲张的血络，烧针后迅速刺入，令紫黑色血液顺针孔流出，不必刻意止血，待血变红色自止，就如《素问·刺腰痛》篇所言："血变而止"，"见赤血而已"。

六、注意事项

- 此项治疗前，一定要排除患者血液系统疾病及凝血异常。

- 一般情况身体不适时慎用。

- 大饥、大饱、大渴、大汗和饮酒后慎用。

- 贫血或身体极其虚弱慎用。

- 严重心、肝、肾功能不全的患者慎用。

- 女性新产妇或经期禁用。

- 刺血后不必止血，待血色变红或血流自止后用消毒干棉球将血渍擦净，后按压针孔即可。

- 针刺后嘱患者24小时之内针孔不准沾水，不能在针孔上涂抹任何膏状、油状药物，保持针孔清洁，禁止抓挠针孔，注意多休息，少做剧烈运动，饮食清淡，禁食辛辣刺激食物。

第十章 其他病证

第二十二节 溃疡（皮肤溃疡）

一、定义

皮肤溃疡是皮肤组织缺损液化感染坏死的一种体表疾病，泛指中医外科疮疡类溃后长期未愈者。古代文献称之为"溃疡""顽疮"等。本病相当于西医的皮肤溃疡。（图3-22-1）

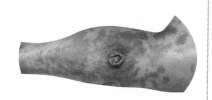

图3-22-1 锁口疮（皮肤溃疡面）

二、病因病机

本病多为因虚感邪（风、湿、热、毒），邪气致瘀，瘀阻伤正，化腐致损，形成了虚、邪、瘀、腐相互作用，互为因果的变化。病机特点是虚实夹杂，本虚标实，正虚血瘀为其本，湿热毒蕴为其标。

三、诊断要点

1 好发于老年人。

2 多为局部软组织损伤严重、局部瘢痕化严重或早期处理不当导致，甚至伴有贴骨瘢痕，血循环差，如污染较重清创又不彻底等。

3 溃疡多位于结缔组织致密、血运相对较差的部位，如胫前、踝跟及足部。

4 邻近关节的皮肤溃疡，长期的慢性炎症，可致关节僵硬强直，甚至炎症波及关节，形成化脓性关节炎。

5 病程较长、全身情况差或有其他并发症。

四、辨证论治

溃疡临床分为湿热毒蕴证、湿热瘀阻证、正虚血瘀证等证型，均可使用放血疗法，主要针对溃疡局部，使用工具包括三棱针、梅花针、火针等，手法包括点刺法、叩刺法等。

放血治疗前准备：嘱患者卧位，充分暴露溃疡区域，以皮损区域为主，局部行常规消毒。

湿热毒蕴证

证候 多见于炎症急性发作期。局部痒痛兼作，疮面腐肉较多，脓水浸淫，或秽臭难闻，疮周皮肤漫肿灼热。可伴恶寒发热，口干苦，小便黄赤，大便秘结。舌质红，舌苔黄腻，脉数。

治则　清热利湿，泻火解毒。

操作要点　点刺法　放血部位溃疡边缘水肿、炎症明显的部位。局部消毒。施术者用一手固定被刺部位；另一手持三棱针、采血针等在施术部位点刺多点，放出适量血液。放血后局部消毒、清洁，结合外科换药。

疗程　每日1次或隔日1次，1~2周为1个疗程。

正虚血瘀证

证候　多见于肉芽组织增生期及组织重建阶段。疮面腐肉已尽，肉芽色暗淡不鲜，脓水清稀，新肌难生或不生。可伴神疲乏力。舌质淡，或有瘀斑，舌苔薄，脉细。

治则　温阳益气，活血通络。

操作要点　❶ 梅花针叩刺法　选择溃疡疮面及疮周皮肤，按常规消毒，用弹刺法，以手腕弹力上下叩打，每次5~10分钟，先叩刺疮面，再周围皮肤，以弥漫轻微出血为度，每日1次，2周为1个疗程。

❷ 火针放血法　选择细火针或毫火针，主要针对溃疡疮面及疮周皮肤，按常规消毒，一手持烧针器，另一手持针，烧针至瓷白色。首先沿溃疡边缘环状点刺，有"缸口"者点刺"缸口"，以轻微出血为度；继而快速多点点刺疮面，以轻微出血为度；最后扩大点刺疮周皮肤（尤其是湿疹化、淤积性皮炎化的皮肤）。每日1次，2周为1个疗程。

五、按语

皮肤溃疡好发于中、老年人，男性患者多于女性，多由外伤失治或下肢静脉曲张破溃引起，好发于小腿下1/3部位，以内侧多见。

皮肤溃疡可以应用放血疗法，急性期使用三棱针放血，可减轻局部水肿、炎症；慢性期使用梅花针、火针可活血化瘀、温通经络，促进溃疡愈合，效果较好。

名家经验：赵炳南教授引血疗法。

适用于"锁口疮"，即顽疮久不收口。

赵炳南老先生因其顽疮久不收口，如同被锁住而称其为"锁口疮"。认为锁口疮是由于湿热下注，经络阻隔，气血凝滞，脉道不通，日久耗气伤阴，营卫失和，肌肤失于濡养所致。因此，气滞、寒凝、血瘀的存在为溃疡经久不愈的主要障碍。溃疡首辨有无锁口疮和锁口皮的凹凸程度。赵老认为凹陷者、疮面大，血虚气虚，不宜用放血疗法；凸起者，面积小，血虚，气不甚虚，则较适宜。放血疗法刺其局部淤积之留血，可以"通其经脉、调其血气"（《灵枢·九针十二原》），激活慢性溃疡的僵化状态，变静为动，变瘀为通，从而达到"经脉流行，营复阴阳"（《灵枢·本脏》），回阳化腐，生肌长肉固皮的治疗目的。

操作要点：疮面周围皮肤常规消毒，用镊子酌量去掉疮口边缘锁口皮。取三棱针（以银制者为佳）沿疮周瘀斑处快速垂直啄刺。刺法由密至疏，由深至浅，针距1～3cm，以拔针见血如珠为度。每周引血两次，连用数周，待疮周暗紫色瘀血斑转至红色止。

六、注意事项

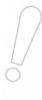

- 赵炳南教授认为引血疗法有三不用：无锁口皮者不用；疮面塌陷者不用；疮周无紫色瘀斑者不用。

- 严格清洁消毒，避免交叉感染。

- 有凝血异常的患者禁止使用放血疗法。

- 结合换药及内治法综合治疗。

参考文献

[1] 梁繁荣，赵吉平．针灸学[M]．2015年5月第2版．北京：人民卫生出版社，2015：208～209．

[2] 周章玲，刘丽平．《黄帝内经》刺血络法之我见[J]．成都中医药大学学报，2003（03）：40～42．

[3] 吴峻，沈晓柔．刺血治疗前后微循环变化33例对照观察[J]．中国针灸，2001（09）：42～43．

[4] 张建斌，姜亚军，芦慧霞，等．刺络放血疗法对脑梗塞恢复期患者凝血系统的影响[J]．中国针灸，2003（01）：48～51．

[5] 牛乾，刘立公，梁子钧．刺血过程中血液流变学指标的即时效应[J]．上海针灸杂志，2011（07）：477～478．

[6] 杨丽，袁秀丽．刺络放血疗法机理探讨及研究进展[J]．亚太传统医药，2016（02）：67～69．

[7] 武桂英，张占恒，阎世庆，等．超量放血对家兔细胞免疫功能的影响[J]．中国针灸，1998（06）：34～36．

[8] 郭义．中医刺络放血疗法[M]．2013年2月第1版．北京：中国中医药出版社，2013．

[9] 王天德．耳背静脉放血配合针刺治疗神经性皮炎

31例疗效观察[J]. 河南中医学院学报，1976（02）：21～23.

[10] 刘桂彩，纪瑞玲. 后溪穴放血治疗荨麻疹20例[J]. 中国针灸，1984（02）：48.

[11] 刘金竹，刘艳鸿，刘统峰，等. 放血加拔罐治疗银屑病36例[J]. 中国针灸，1997（11）：694.

[12] 任宝琴，王秀颖. 腧穴点刺放血治疗痤疮30例[J]. 辽宁中医杂志，1999（03）：42.